생명의 더 룰

①

생명의 더 룰 1

1판 1쇄 발행 2024년 5월 28일

저자 닥터 매직

편집 문서아 **마케팅·지원** 김혜지

펴낸곳 (주)하움출판사 **펴낸이** 문현광

이메일 haum1000@naver.com **홈페이지** haum.kr
블로그 blog.naver.com/haum1000 **인스타그램** @haum1007

ISBN 979-11-6440-588-6 (03510)

THE

생명의 더 룰 ①

RULE

저자 닥터 매직

이 책을 향한 찬사

"건강서적에 시뮬레이션 우주론까지 등장하고 여러 신선한 발상들이 돋보이는 책입니다. 심지어 한의학 체질 이론에서 주식의 볼린저 밴드를 볼 줄은 저도 전혀 예상치 못 했습니다. 건강서적 뿐만 아니라 인생 서적으로도 투자할 만한 가치가 있는 책이라 생각됩니다."

— 박세익 (체슬리 투자자문 대표 이사 및 경제 분야 방송인)

"책을 전문으로 리뷰하는 제 입장에서는 매번 새로운 책을 대할 때마다 기대감을 가지고 책장을 엽니다. 이 책은 감명 깊게 읽었던 전작 <더 룰 리치편>작가의 책이라 더 기대가 되었습니다. 두근 두근. 이 기대감의 심장 박동은 책을 읽는 내내 흥미와 깨달음의 심장 박동으로 이어졌습니다. 시간 가는 줄 모르고 2권까지 몰입해서 읽도록 하는 작가의 지식과 필력에 또 다시 감탄했습니다. 읽기만 해도 정신이 맑아지고 건강해지는 느낌의 책이었습니다."

— 책도리 (책 전문 리뷰 채널 <책도리TV> 운영자 겸 유튜버)

"이 책은 어려울 수 있는 주제를 단순하고 읽기 쉽게 다루고 있다고 생각합니다. 작가의 농담은 무거워 질 수 있는 내용을 이해하기 쉽도록 표현하였습니다. 저는 대학에서 생화학을 전공했기 때문에 일반적으로 물질적인 과학(증명 가능한 과학)에 더 가까운 세계관을 갖고 있었고 영혼이나 텔레파시 등에 대해서는 회의적이었습니다. 하지만 이 책에서는 제가 이전에 고려하지 않았던 몇 가지 흥미로운 주장을 제시합니다. 특히 물질적인 측정 장치를 통해 비물질적인 현상을 측정하려는 노력의 허무함에 대해 생각해 보게 되었습니다. 앞으로는 좀 더 열린 마음을 가질 수 있도록 해야겠습니다!"

(I think the book is easy to read and goes over difficult topics in a simple way. The jokes keep it from getting too heavy. I studied biochemistry in university, and so I generally have more of a material science view of the world and am skeptical of things like the soul or telepathy, etc. However, the book makes some interesting arguments that I hadn't considered before, especially about the futility of trying to measure an immaterial phenomenon through material measuring devices, that have made me think about my own opinions. Maybe I should be more open minded!)

- Sarah McGrath Fortowsky

"어려운 한의학과 동양철학을 현대과학으로 너무 쉽고 재미있게 풀어써서 인상적이었습니다. 우리가 먹는 음식이 건강에 가장 기본적인 출발점이라는 것을 다시 한 번 음미하게 해주는 책."

- 임경숙

(<나는 몸신이다> <비타민> 등 출연 방송인, 식품영양학 교수 및 수원대학교 총장)

"놀랍고 놀랍고 놀라운 책. 어둠 속에서 빛을 발견한 것 같다. 난치병 치료에 지도 같은 책."

(This book is so, so amazing! I feel like I've found a light in the darkness. It's like a cure for a terrible disease.)

- Elaine Flynn

"의학 건강서적이 이 정도로 흥미진진할 수도 있구나 생각하며 간만에 집중 몰입해서 읽었습니다. 과학과 동양철학, 한의학이 멋지게 잘 어우러진 인생서입니다."

- 표민수 (<풀 하우스> <그들이 사는 세상> 등 다수의 드라마 연출 PD)

"동양의 신비한 한의학, 중의학, 동양 철학을 쉽게 이해할 수 있어서 너무 좋았다. 왜 침이나 경락 마사지가 효과가 있는지 이제야 이해가 간다. 양자역학 같은 어려운 현대 과학도 재미있게 쉽게 설명이 되었다. 내가 왜 태어났는지 어디로 향해 가는지를 생명 현상과 연관해서 이야기해 준다. 인생을 돌아보고 힘을 낸다."

(This book really helped me unravel the mysteries of traditional Korean medicine, traditional Chinese medicine, and Eastern philosophy. I finally understand why acupuncture and meridian massage are so effective. It also goes over a lot of difficult scientific topics, like quantum mechanics, in a fun and easy to understand way. It's made me look back over my own life - why I was born, and where I'm headed towards - while contemplating the mysteries of life as a whole.)

- Matthew Stevenson

"다이어트와 식사 관리를 동양의 의사가 쓴 이 책에서 도움을 받을 줄이
야. 매우 인상적인 내용으로 가득한 책입니다. 즐겁게 읽으세요."

(I never thought a book about traditional Eastern medicine could
help me with diet and weight loss. This book is full of great tips
and tricks. Enjoy!)

                                             - Alanna Richards

목 차

누구는 살고
누구는 죽는가?

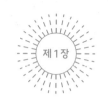

제1장

누구는 살고
누구는 죽는가?

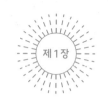

"살 사람은 살고! 죽을 사람은 죽는다!"

총알이 빗발치는 전쟁터에서 적진을 향해 돌격 명령을 내리며, 장교가 이렇게 외칩니다.

타탕~~! 타타타탕~~!

기관총 총알이 무수히 머리를 스칩니다. 병사는 고개를 숙이고 덜덜덜 떨고 있습니다. 장교는 "무조건 죽는 것이 아니니 너무 겁먹지 말고 돌격하라"는 뜻으로 한 말입니다.

그러나 이게 격려가 될까요?

차라리 거짓말일지언정, "야! 다른 사람은 다 죽어도 너는 무조건 살 거야. 돌격!"이라고 외쳤으면 조금이라도 격려가 될 지도 모릅니다.

어쨌든 장교는 솔직했고, 사람 목숨은 하늘에 달렸다는 뜻이었습니다.

이 돌격에서 아군 병사 80%가 죽고 20%만 산다고 칩시다.

사망 80%와 생존 20%의 갈림길이 **<우연>**이 아니라, **<어떤 뭔가가 작**

용>하여 살고 죽는 차이가 생긴다면 병사는 그 뭔가를 이용해서 꼭 살고 싶지 않을까요?

과연 전투에 <어떤 변수>가 작용하여, 누구는 살고 누구는 죽을까요?

인생은 무작위로 죽음이 일어나는 이 전쟁터와 같습니다.

지금 이 순간에도 수많은 사람들이 중환자실에서 병으로 죽고, 교통사고로 죽고, 심지어 영양실조로 죽어갑니다. 다만 아직은 당신이 아닐 뿐입니다.

우리나라에서 **1년의 사망자가 평균 31만 명** 정도입니다. 그런데 나이 든 순서대로 데려가는 것이 아니지 않습니까? 나이와 건강 상태와 상관없이 하늘에서 무작위로 추첨해서 매년 당신 주위 사람 중에서 31만 명을 데려갑니다.

만약 어느 날, 당신에게도 생사의 위기가 닥친다면 어떻게 해야 할까요? '살 사람'과 '죽을 사람' 중에 당신이 '살 사람'이 되고 싶다면 이 책이 강력한 단서를 제공할 수 있습니다.

흥미로운 상상을 해 보겠습니다. 많은 사람들이 자신이 몇 살까지 살지 궁금하지만, 알 방법이 없습니다. 그래서 어떤 사람들은 재미로 점을 보기도 합니다. 만약 당신도 궁금해서 점을 보러 갔는데 아래와 같은 상황이 생긴다면 어떻게 할까요?

용하기로 소문난 점쟁이가 인상을 찌푸리며 당신에게 말합니다.

"자네. 수명이 이제 한 달 남았네."

"네? 그게 무슨?"

"이유는 묻지 마. 천기누설이라 말할 수 없어. 믿기지 않으면 나를 봐. 나는 수명이 3일 남았네."

"네?"

당신은 이상한 기분으로 돌아왔습니다. 그런데 그 점쟁이가 진짜로 3일 뒤에 심장마비로 죽었다는 소문이 들려옵니다. 우연의 일치치곤 너무 섬뜩합니다.

"그 이상한 점쟁이... 진짜로 3일 뒤에 죽었어. 그럼... 나도?"

이때부터 당신 머릿속에 '한 달'이라는 단어가 계속 맴돕니다.

"왜? 내가 한 달 뒤에 죽을까? 왜? 왜? 점쟁이도 어차피 죽을 거면 속 시원하게 이야기라도 해주지."

당신은 이제 병원마다 찾아다니며 어디 암이라도 숨어있는지 온갖 검사를 합니다. 그런데 아무런 병도 없습니다. 더 불안한 당신은 하루하루 걱정만 합니다. 사고라도 날까봐 외출도 꺼립니다. 그러다가 한 달이 되었습니다. 당신은 멀쩡합니다. 어라? 안 죽었네? 그런데 계속 불안하기만 합니다.

만약 이런 일이 일어난다면, 당신은 한 달이 아니라 100세를 살지도 모릅니다. 점쟁이가 그 말을 한 뒤, 당신이 한 달 동안 <죽음에 대한 예방>을 철저히 공부하고 자신을 파악했기 때문입니다. 이 때 당신이 최선의 건강 비결을 손에 넣는다면, 아마 이 책의 내용과 같을 겁니다.

이 책은 생명을 살리기 위한 책입니다.

단순한 건강법은 시중에 넘칩니다. 이 책은 단순한 건강법이 아니라 가장 **강력하고 근원적인 생명력의 비밀**을 다루고자 합니다.

또한 어떻게 하면 젊게 오래 살 지, 또 난치병 환자가 질병을 치유할 지, 동서고금의 현자들과 현대과학이 밝혀낸 **생명력의 법칙을 새롭게 그리고 쉽게 밝혔습니다.**

아프지 않고 오래 사는 것은 인류의 공통적인 소망입니다.

다행히 현대는 장수의 시대입니다. 당신도 노력하면 100세를 살 수 있을 겁니다. 어쩌면 현대 과학이 젊어지는 약을 만들어서, '한 오 백년'이라는 민요처럼 당신이 몇 백 년을 사는 시대가 열릴 지도 모릅니다.

하지만 아직은 100세를 넘기는 사람은 많지 않습니다.

최근에 세계 최고령이었던 일본의 '다카나 가네'라는 할머니가 119세였는데 2022년 4월에 사망하면서 120세 돌파에 실패했습니다. 현대 의학이 정말 발달했지만, 세계 80억 인구 중에서 최고로 오래 산 것이 100세를 넘기고 고작 19년 추가가 한계였다는 겁니다.

지금까지 공인된 기록으로 122세의 프랑스 '칸망'이란 할머니가 최고령입니다. 이렇게 현대 역사를 통 털어도 122년이 한계입니다.

그러니 100세 시대라도, 실제로는 100세에 도달하는 것도 매우 힘들고 100세부터는 매 1년, 1년의 한 걸음이 신이 내린 기적입니다.

그렇다면 당신은 몇 살까지 살까요?

이건 당신을 창조한 창조주만 알고 있을 겁니다. 아까 그 이상한 점쟁이 말고요. 하하.

하지만 이 자리에서 대략 예측은 가능합니다. 바로 평균 수명입니다.

2022년 한국 통계청에서 밝힌 기대 수명은 83.5세입니다. 그러니 남들처럼 평균만 산다고 칩시다. 100세까지는 몰라도 당신도 83세는 거뜬히 살 수 있다는 말입니다.

83세.

많다면 많고 작다면 작은 나이입니다. 젊은 분에게는 이 나이가 무척 많아 보이겠지만 70대 후반의 노인들에게는 작은 숫자에 불과합니다. 그러니 83세가 한계가 되어선 안 됩니다.

    누군가가 **생명의 원리를 제대로 활용**한다면 122세의 '칼망'처럼 장수하는 것도 가능합니다. 췌장암에 걸린 환자도 기적처럼 **치유**되는 것도 가능합니다. 단, 생명력의 비밀을 제대로 활용한다는 전제 하의 일입니다.

    이제 궁금하실 겁니다. 과연 기적 같은 생명력의 비밀은 뭘까?

    이 기적의 비밀은 여태 꽁꽁 감춰져 있는 걸 제가 발견한 것이 아닙니다.

    불치병으로부터 **<기적 같은 생존의 힘>**은 어디서 오는지, 어떤 사람이 **장수, 단명**을 하는지 그 핵심 열쇠는 **우주 법칙**에 항상 드러나 있었기 때문에, 이 책을 읽고 나면 "아! 이거였구나!" 하시며 무릎을 치며 공감하실 겁니다.

    알고 행하든 모르고 행하든, 그 법칙을 이용한 사람은 기적적으로 건강을 회복하거나 생사의 큰 위기를 벗어납니다. 물론 여기에는 우리가 운이라고 일컫는 **<보이지 않는 힘>**도 작용합니다. 이 책에는 그러한 실제 기적의 치유 사례들과 어떤 원리로 나았는지를 모두 밝힙니다.

1 생명력의 비밀

    우리는 어떤 경우에 생명이 멎을까요?

    비행기 추락사고나 교통사고로 인체의 형태가 부서지면 어떤 기적이나 과학도 목숨을 살릴 수 없습니다. 하지만 인체가 완전히 망가지지 않은 경우는 다릅니다. 무조건 죽을 거라 생각하는 끔찍한 상황에서도 기적적으로 사는 경우가 있습니다. 우리 이야기의 출발점은 여기부터 하겠습니다.

A는 머리에 총을 맞아 끔찍하게도 뇌에 커다란 구멍이 생겼는데도 살았습니다.

B는 길 가다가 살짝 앞으로 넘어졌는데 죽었습니다. 사지가 멀쩡한데도 가벼운 충격에 즉사한 겁니다.

그렇다면 A와 B의 차이점은 어디에서 생길까요?

바로 **'생명력의 스위치'**에서 비롯됩니다.

생명력의 스위치가 꺼지면 사지가 멀쩡해도 죽고, 생명력의 스위치가 작동하면 인체가 큰 충격을 겪어도 살아납니다. 생명력의 스위치는 크게 두 가지가 있습니다.

<물질 스위치>와 <비물질 스위치>.

물질 스위치는 우리가 잘 아는 생명력 스위치입니다.

이 생명력 스위치는 의학에서 죽음을 판정하는 기준이기도 합니다.

사망 기준은 현대 의학에서 두 가지로 봅니다. 심장이 뛰느냐, 뇌가 활동을 하느냐?

전문용어로 '심장사'와 '뇌사'입니다.

심장사. 흔히 응급환자를 급하게 심장 충격기로 심장을 뛰게 하는 것도 인체의 제일 기본인 생명 스위치이기 때문입니다.

뇌사. 뇌에서 신호가 더 이상 발생하지 않는 단계를 말합니다. 인체의 생명 활동은 뇌에서 신호를 보내서 조정하는데 뇌에서 신호가 더 이상 나오지 않으면 사망으로 판정하는 것입니다. 요즘은 심장사보다 뇌사가 더 근원적인 사망으로 바뀌는 추세입니다.

어쨌든 사람이 살아 있다는 것은 '심장이 뛰느냐', '뇌에서 신호가 나오느냐', 이 2개가 작동해야 하는데 그걸 뒤에서 조절하는 진짜 스위치가 따로 있습니다. 이와 관련해서는 책의 뒤에 상세히 밝힙니다.

그렇다면 비물질 스위치는 뭘까요?

'비-물질'이라고 했으니 물질로 이뤄지지 않은 그 무언가일 겁니다. 이 역시 2개의 스위치로 이루어져 있습니다.

2 죽음의 비밀

혹시 당신은 사람에게 정해진 수명이 있다고 믿으세요?

동양철학의 사주팔자에서는 타고난 운명이 있어서 그것에 따라 길흉화복(吉凶禍福), 즉 좋고 나쁨이 정해진다고 합니다. 어떤 경우, A군은 태어날 때 불운해서 20세를 못 넘길 팔자라고 분석하기도 합니다.

종교도 마찬가지입니다. 어떤 종교에서는 우주의 신이 모든 것을 좌지우지하기 때문에 인간은 그것을 벗어날 수가 없다고 말합니다. 즉 A군은 아무리 노력해도 그 종교의 신이 10대에 죽게 내정한다면 그걸 피할 수 없다고 주장하는 겁니다.

살고 죽는 모든 것이 하늘에 달렸다, 과연 그럴까요?

우주선이 화성에도 가는 과학시대에 사주팔자에서 수명이 어떻다, 하늘이 그 사람을 죽게 만들었다고 주장하는 건, 어쩌면 비과학적인 이야기로 들리기도 합니다.

그러나 모든 걸 미신으로만 치부하기엔 죽음에는 이상한 구석이 있는 건 사실입니다.

2022년 기사를 보면, 비행기 조종사를 준비하던 영국의 21세 여성이 모기에 물려 5일 만에 사망했다고 나옵니다. 일본 뇌염이나 말라리아가 아닌 평범한 모기인데 죽은 겁니다. 원인은 모기 물린 상처에 균이 침입해서 패혈증으로 사망한 겁니다. 건강하고 젊은 여성이 평범한 모기에 물려 죽게 될 줄 누가 알았겠습니까?

거의 모든 사람들이 모기에 물려 가려우면 자기도 모르게 손으로 긁지 않습니까? 특히 자다가 물린 경우에는 더 그럴 겁니다. 그런데 그 대가가 죽음이라니, 한 마디로 정말 운 없게 목숨을 잃은 겁니다.

운이 없다? 이 한마디가 의미심장합니다.

이처럼 수명은 갑자기 끝나기도 합니다. 그건 당신이 '얼마나 평소에 열심히 살았는지' 와도 상관이 없어 보이고, '얼마나 건강한지', '얼마나 착한지'도 상관없어 보입니다. 당신도 평범한 모기에 물려 죽을 수도 있다는 말이니까요.

그러나 수명이 우연으로 결정되는 것이 아니라면, 모기에게 물려 죽는 경우에도 우리가 깨닫지 못하는 뭔가가 관여할 겁니다. 이를테면 운이라는 보이지 않는 손의 영향력 말입니다.

그러니 수명을 좌우하는 변수를 알 수 있다면, 조절해서 비극을 피할 수도 있지 않을까요?

병들어 죽는 것은 어느 정도 대비할 수 있습니다. 하지만 갑자기 사고로 죽는 것은 의지와 상관없는 극도의 우연으로 보이니, 미리 대비할 수 없는 것 같습니다. 교통사고를 예로 들어도 1초만 빨리 가거나 늦게 지나가도 사고를 비켜갈 수 있는 경우가 허다하니까요.

그러나 그 모든 것조차도 우연은 아닙니다.

작은 사고조차도 **보이지 않는 힘**이 작용하며, **당신의 내면 에너지도 같이 작용**합니다.

결론부터 말하면 당신의 수명은 **내면 에너지**와 **보이지 않는 힘**의 줄다리기로 결정 납니다.

> 수명 = 인간의 내면 에너지 + 보이지 않는 힘

보이지 않는 힘은 운과 유사합니다. 우연으로 보이겠지만, 우주에는 어떤 힘이 분명히 작용하고 있습니다. 어쩌면 사주팔자에서 말하는, '타고 나는 운'의 힘일 수도, 신이 내정해 준 '당신의 굴레'일 수도 있습니다.

그러니 만약 당신이 심각한 질병으로 고생하고 있다면, 이 또한 <보이지 않는 힘>과 <내면 에너지> 이 두 가지를 모두 고려해야 합니다.

보이지 않는 힘에 대해선 앞의 책인 <더룰 리치편>에서 상세히 말했습니다. 수명과 관련해서 이 책에서 또 말할 겁니다.

어쨌든 '내면 에너지'와 '보이지 않는 힘의 법칙'을 이용해서 죽음을 막거나 질병에서 벗어날 수 있다면 당신도 그 효과를 누리셔야 할 것 아닙니까?

어릴 때 필자는 이런 상상을 한 적이 있습니다.

이 세상에 마법의 물약이 있어서 먹기만 하면 몸이 젊어지고 온갖 병이 치유된다면 얼마나 좋을까? 초등학교 3학년 때 이런 생각을 하다니 저도 참 엉뚱하기도 했습니다.

그러던 어느 날, 제가 간절히 원하는 것이 통하기라도 했는지 동네 길목 한 구석에 약장수가 사람들을 모아놓고 마술을 하다가 만병통치약을 파는 걸 발견하게 되었습니다.

세상에! 만병통치약이라니! 허리가 아픈 것도 낫고 암도 낫고 정력이 뭔지 몰라도 완전 좋아진다니. 저거다! 저걸 꼭 사서 부모님께 갖다 드려야지.

그래서 약장수에게 가서 약값을 물었습니다. 손에 든 동전을 크게 흔들며 제가 관심을 보이니까 그 얼굴 시커먼 약장수가 근엄한 얼굴로 제게 이런 말을 하더군요.

"얘들은 가라."

물론 고사리 같은 손에 있는 돈으로는 구입할 수 없는 비싼 약이었고 또한 엉터리 만병통치약이었습니다. 하지만 그 사실을 모르는 저는 커서 꼭 저런 약을 갖고 말겠다는 꿈을 가졌습니다. 어쩌면 이때의 꿈이 저를 한의사로 만들고 평생 장수에 관심을 기울이게 만들었는지도 모릅니다.

불로장생의 꿈.

이런 꿈은 순진무구한 꼬마뿐만 아니라 인류의 무수한 이들이 도전을 해왔습니다.

옛날 진시황제도 정말로 죽기 싫어했던 사람이었습니다. 그래서 신하들을 세상 만방으로 보내 불로초를 찾았습니다. 진시황은 동쪽의 삼신산에 신선이 살고 있어서 그들에게서 불로초를 얻을 수 있다고 믿었습니다. 물론 신선이나 불로초는 존재하지 않으니 진시황은 그 꿈을 이루지 못하고 눈을 감았습니다.

불로초, 만병통치약, 마법의 물약 따위는 세상에 없습니다. 하지만 위력적인 비결인 생명과 수명의 비법은 있습니다.

이제 저는 당신과 함께 생명력의 배를 타고 만병통치약을 구하러 여행을 떠나겠습니다.

죽음의 원인

죽음의 원인

 불로장생과 수명의 비밀을 파헤치려면 우서 죽음의 원인에
대해서 낱낱이 분석부터 하는 것이 좋습니다. 너무 뻔한 주제
같다고요? 한번 파헤쳐보면 오히려 놀라운 걸 알게 될 겁니다. 진리는 평범
한 것에서부터 시작되는 법입니다.

죽음의 판정 기준은 뇌와 심장의 멈춤입니다. 세계적으로 이 두 개는 혼
용되는데, 아직까지 한국에서 사망의 기준은 심장사입니다.

그러나 심장은 인공 심장으로 대체할 수 있지만 뇌는 대체할 수 없습니
다.

2022년에 미국 예일대 의대 팀이, 심장사로 죽은 돼지를 한 시간 뒤에
'오르간 엑스'라는 특수 용액을 주입해서 심장을 다시 뛰게 만드는데 성공
했습니다. 사망 후에 다시 심장이 자발적으로 뛰기 시작했으니, 앞으로의
기술 발전에 따라 심장사는 회복할 수 있는 죽음이 될 겁니다. 그래서 저는
가장 근원적인 죽음은 뇌라고 봅니다.

영화를 보면 머리에 총을 맞으면 1초도 안 되어 죽습니다. 총을 맞는 즉시 적이 사망하는 장면에 대해 관객들도 당연하다고 여깁니다. 뇌가 망가지면 살 수 없다고 생각하니까요. 그러나 현실은 조금 다릅니다.

2012년에 미국 마이애미에 사는 소년에게 사고가 났습니다.

16세 소년은 친구와 수영장에서 놀고 있었습니다. 그런데 친구가 실수로 작살총의 방아쇠를 건드려 총이 발사되고 말았습니다. 아차! 탕!

긴 작살은 소년의 오른쪽 눈 위를 뚫고 들어갔습니다. 두개골을 관통해 머리 뒤쪽까지 뚫고 나왔습니다. 꼬치구이처럼 굵은 작살에 머리를 관통당한 소년은 거의 죽은 상태였습니다.

헬기를 통해 긴급 후송되어, 총상 치료 경험이 많은 의사가 소년을 맡게 되었습니다. 의사는 엄청 놀랐습니다. 1미터의 작살이 머리 뒤로 튀어나왔는데도 죽지 않았기 때문입니다. 그뿐 아니라, 긴급 수술 끝에 소년은 기적적으로 살기까지 했습니다.

소년이 죽지 않고 병원까지 도착한 이유는, 작살을 맞는 순간 기절한 덕분이라 합니다. 깨어 있었다면 고통으로 머리를 마구 움직이는 바람에 작살이 뇌를 헤집어 놓았거나 쇼크사 했을 것입니다. 또한 주변 사람들이 머리에 박힌 작살을 무작정 빼지 않았다는 것도 작용했습니다. 만약 그랬다면 그 과정에 뇌에 또 상처가 생기고 대량 출혈로 죽었을 거라 합니다.

결정적인 이유로 작살이 뇌의 중요 혈관들을 피해서 두개골을 관통한 기적 같은 행운이 따랐기 때문이라 합니다.

이렇게 우연에 우연이 계속 겹쳐서 머리에 큰 구멍이 나고도 살았습니다.

2018년 미국에서 있었던 총격 사건입니다.

3살 여자 꼬마가 엄마와 함께 차를 타고 가다 다른 차로부터 총격을 당했습니다. 총알은 꼬마의 눈썹 바로 위를 관통해 정수리로 빠져나왔습니다. 머리 가운데에 바람구멍이 커다랗게 뚫린 상태였습니다. 구멍을 통해 뒤쪽 벽을 훤히 볼 수 있을 정도였습니다. 이런 큰 총상을 입고도 꼬마는 6시간 넘게 수술을 받고 목숨을 건졌습니다.

이처럼 머리에 총을 맞아도 죽지 않는 경우가 자주 있습니다. 이와 관련한 흥미로운 연구결과가 있습니다.

미국 메릴랜드 의대 팀이 발표한 논문을 보면, 머리에 총상을 입고도 살아난 비율이 무려 42%에 달한다고 합니다. 머리에 총상을 입으면 거의 사망한다고 생각하는 상식과는 전혀 다른 결과입니다.

2011년 이후, **머리 총상 환자 400명을 조사했습니다. 그 결과 58%는 사망했지만, 나머지 42%는 살았다고 합니다.** 놀랍지 않습니까? 거의 절반이 살았습니다. 머리에 총을 맞아 뇌에 큰 바람 구멍이 생겨도 예상보다 높은 생존율이 일어나는 겁니다.

그러나 이유는 모르지만, 스스로 머리에 총을 쏴 자살을 시도한 경우에는 **단 20%만 살아남아서 일반 총상에 비해 높은 치사율을 보였다고 합니다.**

사실 여기에 중요한 단서가 있습니다. 생명력의 스위치를 자살자 스스로 꺼버린 겁니다. 이 생명력의 스위치는 비물질적인 스위치로, 자기 자유의지와 밀접하게 연결된 것입니다.

'**인명재천 [人命在天]**'이란 말이 있습니다. **사람의 목숨은 하늘에 달렸다**는 뜻입니다.

부와 성공. 당신의 목숨과 건강에도 <보이지 않는 손길>이 강력하게 작용합니다.

건강이 나빠지고, 사고가 나고, 이 **모든 것에 '보이지 않는 손길'이 영향을 미칩니다.** 그러니 사람이 아무리 잘났다고 까불어봐야 내일 어떤 일이 벌어질지는 모르는 일입니다.

그렇다고 당신은 하늘의 순리에 모든 걸 맡기고, 당신 자신을 방치해도 될까요?

그건 하늘의 순리가 아닙니다.

죽음의 원인을 다시 보겠습니다.

"너는 왜 죽었다고 생각하느냐?"

하늘나라에 올라온 사망자에게 창조주가 물었습니다.

"저는 세균 감염으로 죽었습니다."

"저는 술 먹고 넘어졌는데 뇌진탕으로..."

"저는 복권에 당첨되자마자 심장 마비로."

"됐다. 그만!"

창조주가 본다면, 사람들 대답은 '원인'이 아니라 '방식'일 뿐입니다. 창조주가 펼친 죽음의 진짜 원인은 다르게 표현됩니다.

죽음의 원인은 '내면 에너지'와 '보이지 않는 힘'의 줄다리기의 결과로 수명이 다한 겁니다.

이때, 내면에너지가 무조건 사는 쪽으로 향하는 것만은 아닙니다.

마음이 우울해서 충동적으로 자살하는 경우는 내면 에너지가 극단적인 마이너스이기 때문입니다. 보이지 않는 힘이 죽인 것은 아닙니다.

반면에 보이지 않는 힘이 죽이고자, 교통사고나 질병을 줘도 내면에너지가 플러스로 강할 때는 구사일생으로 살기도 합니다.

그러나 이것은 단순히 힘의 강약 세기의 숫자 계산에 의해서 결과가 확정되는 것이 아닙니다. 우주의 모든 것은 확률 추첨으로 정해지기 때문입니다.

만약 그 줄다리기 결과로 죽을 확률이 99.99%의 상황이라고 합시다. 그래도 굴하지 마세요. 죽음은 확정되지 않습니다. 이 책을 읽어보면 아시겠지만, 인간은 어떤 심각한 위기의 사고나 질병에서도 기적처럼 사는 경우가 있습니다.

로또를 사면 몇 등이 될 지 미리 정답을 알 수 없고 1등 당첨될 확률만 아는 것처럼, 미래는 추첨해봐야만 아는 것입니다. 이걸 <확률론적 우주관>이라 합니다.

결국은 수명은 줄다리기의 결과가 확률로 시시각각 표현되는 것입니다.

제 책 <더 룰 리치편>에서 설명했듯이, 우주의 신은 당신을 발전시키기 위해 이 세상에 탄생시키고 자유 의지를 주었습니다. 그래서 **당신 노력과 발전이 당신 미래를 결정하는데 큰 영향을 미치는 것이 우주의 순리**입니다.

"하늘은 스스로 돕는 자를 돕는다."고 했습니다.

미래는 신에 의해 모두 정해진 것이 아니고 당신의 자유 의지의 노력에 의해서도 변화합니다. 사람의 생사 역시 정해진 것은 아무 것도 없습니다. 스스로의 노력과 의지가 강할수록 **확률이 달라집니다.**

머리 총상 환자가 50% 가까이 사는데, 자살 총상 환자는 20%만 사는 것은 그 스스로의 의지로 확률을 낮춘 결과입니다.

반대로 생각하면, 당신의 노력과 의지로 확률을 높일 수도 있습니다.

그러니 창조주가 다시 당신에게 묻습니다.

"너는 왜 죽었다고 생각하느냐?"

저라면 이렇게 대답하겠습니다.

"스스로를 다스리는 확률 관리에 실패해서인 것 같습니다."

하하. 너무 추상적인 대답인가요?

1 죽음의 첫째 원인 : 무방비 = 확률 관리 실패

"당신이 태어나는 순간부터 죽음의 끝을 향한 여정이 시작된 겁니다."

그런데 이 여정은 밑의 형태가 아닙니다..

탄생 ——— 정해진 수명 ——— 죽음

다시 말해, 정해진 수명은 없다는 뜻입니다.

당신이 태어나며 터트린 "응애." 첫 울음부터, 이미 당신의 죽음은 시작되었습니다.

"아! 탄생 때부터 세포 유전자의 노화가 시작되는 것을 말하는 것이죠?"

아닙니다. 노화가 아니라 '죽음의 리스크'입니다. 다시 말해 **<죽음의 확률>**.

아기가 태어나자마자 사망 요소들이 시시각각 '낮은 확률'로 스쳐 지나갑니다.

태어나는 동안 호흡곤란으로 죽을 확률이 0.001%라고 하면, 그 이후 매분 매초마다 각종 사망 리스크가 아기의 옆을 계속 스쳐 지나가는 겁니다. 세균 감염. 떨어져 죽을 확률... ...

예전에 '파이널 데스티네이션(Final Destination)'이라는 영화가 있었습니다. 끊임없이 죽음의 그림자가 주인공들을 쫓아와 결국 죽음에 이르게 하는 공포 영화입니다. 물론 재미를 위해 과장된 것이지만 실제 우리 삶도 비슷합니다. 당신 곁을 시시각각 죽음의 리스크가 스쳐 지나가며 매분 매초마다 죽음의 로또 추첨을 당하고 있습니다.

오늘 당신이 외출을 하는 경우도 마찬가지입니다.

떨어지는 간판에 맞아죽을 확률, 갑자기 인도로 돌진한 차에 치여 죽을 확률, 쇠에 긁혀 파상풍에 걸려 죽을 확률, 벌에 쏘여 죽을 확률 등등이 존재합니다.

"선생님. 과장이 심합니다. 불안해서 어디 외출하겠습니까?"

맞습니다. 이런 일은 확률이 희박하기 때문에 거의 일어나지 않습니다.

하지만 운 나쁘게도 누군가는 그렇게 죽습니다.

길가다 넘어져 사고로 죽을 확률이 2만분의 1이라 합니다.

야외에서 번개에 맞아 죽을 확률도 20만분의 1이라고 합니다. 한국의 로또 당첨 확률이 8백만분의 1인데도 매주 10명 정도가 되는 걸로 보면, 번개에 맞아 죽는 것도 그리 드문 사건이 아닙니다.

길에서 벌에 쏘여 죽을 확률이 1500만분의 1이라고 하니 이 역시 로또 1등 확률보다 2배 밖에 차이가 나지 않습니다.

심지어 집의 욕실에서 넘어져 죽는 확률도 80만분의 1이니, 로또 당첨보다 10배나 많이 일어납니다.

그렇지만 이런 드문 일까지 걱정한다면 불안해 살 수가 없습니다.

그래서 잊고 삽니다. 거의 모든 사람들이 죽음을 잊고 삽니다. 당신도 그럴 겁니다.

죽음 자체를 잊고 살기에 당신은 지금 행복을 느낄 수 있는 겁니다.

만약 20세 젊은이 중에 <40세에 죽게 되는 미래>를 미리 아는 A씨와 <30세에 죽게 되는 미래>를 모르는 B씨가 있다고 합시다. 둘 중에 누가 더 행복하게 20대를 살 것 같습니까?

압도적으로 B입니다.

언제 죽을지 모르기 때문에 인간은 죽음을 잊고 행복하게 살 수 있습니다.

오늘처럼 또 내일이 언제까지나 반복될 것처럼 편안한 마음으로 살 수 있는 겁니다.

그러나 그 점 때문에 수명의 줄다리기에서 큰 약점을 노출하고 맙니다.

- 잊고 살기 때문에 무방비해지는 겁니다.

무방비하면 죽음의 확률이 달라집니다.

세상에서 생명이 가장 소중한데, 의외로 많은 사람들이 무방비하게 살아갑니다.

"선생님. 저는 때가 되면 건강 검진도 받고, 건강식품도 챙겨 먹고, 운동도 하는데요?"

물론 사회가 발전하면서 그나마 달라졌습니다. 방송, 인터넷에서 좋은 정보를 제공하고, 좋은 책도 많이 나왔으니까요.

그러나 대다수의 사람들은 아프지 않으면 건강한 줄 알고, 피 검사나 내시경 검사에 별 이상 없으면 안심하고 막 삽니다. 현실이 너무 바쁘니까. 지금 술이나 담배가 당기니까.

그것이 무방비해지는 겁니다.

아프지 않으면, 수치가 나쁘지 않으면 적극적인 대비를 미리 하지 않습니다.

이것이 가장 중요한 핵심입니다.

적극적인 대비를 미리 하지 않는 것!

아프거나 몸에 이상이 와서야, 뒤늦게 건강 관리한다고 호들갑을 뜹니다, 노화가 이미 진행되어서 몸이 예전과 달라져서야 운동과 건강식품을 챙겨 먹습니다.

이것은 전쟁 전에는 준비 않다가 적의 침공이 시작되고 나서야, 외국에서 무기 사오고 젊은이들을 입대시켜서 병사 훈련시키는 것과 무엇이 다르겠습니까?

사실 저는 당신이 언제쯤 죽을지, 무엇 때문에 죽을지도 정확히 맞출 수 있습니다.

"와! 선생님이 신도 아니고 점쟁이도 아닌데 그걸 어떻게 맞춥니까?"

맞습니다. 제가 그걸 어떻게 정확히 알겠습니까? 하하. 완전 '뻥(허풍)'입니다.

하지만 확률적으로는 거의 맞출 수 있습니다.

죽는 나이는 2020년의 통계 자료를 참고 하겠습니다.

전 인구를 통틀어, 사망률이 제일 작은 나이가 가장 귀여운 아이들인 5~10세 무렵입니다.

10대를 기준으로 삼아서 계산하면, 20대 사망률은 2배로 치솟습니다.

30대는 약 4배, 40대는 거의 10배입니다.

50대는 거의 30배로 급격하게 증가해서 이때부터 당신들 주위에서 중병에 걸리고, 죽어가는 지인들이 그리 드물지 않게 됩니다.

60대는 45배로 50대에 비해 증가율이 그리 높지 않으나, 70대는 무려 100배가 넘습니다.

확률적으로 당신은 70대 또는 80대에 죽을 겁니다. 당신이 운이 나쁘지 않다는 전제 하에.

그러나 무방비 한다면, 20대에도 30~40대에도 죽는 이들이 분명히 많이 존재합니다. 저는 진심으로 당신이 이 경우에 해당되지 않기를 기원합니다.

당신은 미리 계획을 세워야 합니다. 나이는 항상 처음 겪는 나이를 겪게 됩니다.

30대는 30대에 맞는 대비책을, 40대는 40대에 맞는 대비책을, 그리고 50대부터는 아주 적극적인 건강관리가 습관화되어야 합니다.

만약 당신이 50대라면 젊은 시절의 경험을 머리에서 지우고 원점에서 검토하는 게 현명합니다. 왜냐하면 예전에는 불편한 증상을 사소하게 대처해도 호전이 되었지만, 이제는 큰 병으로 발전해 죽을 수도 있기 때문입니다. 아닐 것 같습니까? 예전과 같은 방식으로 대응하기 때문에 당신 지인이 사망하기 시작하는 게 50대입니다. 사망률 30배 증가는 괜히 발생하는 게 아닙니다. 예를 들어 예전에는 두통이 오면 쉬고 두통약을 먹으면 나았는데,

이번에는 그것이 큰 병의 신호가 될 수도 있습니다.

건강하게 오래 사는 것보다 더 중요한 것이 무엇이 있겠습니까? 재밌는 드라마, 맛있는 음식과 모임과 돈이 아무리 많아도 얼마 못 사는 상태로 되면 행복하지 않습니다.

한번 늙고 나면, 망가져 회복되지 않기 때문에 70대의 죽음의 리스크를 70대가 닥쳐서야 노력하면 늦습니다. 지킬 젊음과 건강이 있는 나이부터 시작해야 합니다.

- 죽음의 확률 관리는 <언제부터> 해야 하는가?

빠르면 빠를수록 좋겠지만, 죽음의 확률이 치솟는 것이 50대인 점을 볼 때. 적어도 **40대 중반에서 50대부터 적극적으로 대비**해야 합니다.

저는 50대를 <인생 시즌2, 죽음에서 살아남기 편>의 시작이라고 봅니다.

이번에는 당신이 어떻게 죽게 될지 알아볼까요? 죽음의 원인이 아닌 죽음의 방식 말입니다.

이것 역시 확률로 나와 있습니다.

한국 통계청의 2016년 자료에 의하면 한국인 암 사망률이 27.8%이고 심장질환은 10.6%이며 뇌혈관질환으로 사망하는 비율은 8.3%입니다. 이를 모두 합하면 사망의 절반 정도인 46.7%가 3대 질병으로 사망하는 것으로 밝혀졌습니다.

아래 표는 2018년에 사망한 분들의 방식입니다.

순위	사망 원인	사망자 수(인구 10만 명당)
1	암	154.3
2	심장질환	62.4
3	폐렴	45.4
4	뇌출혈	44.7
5	자살	26.6
6	당뇨	17.1
7	간 질환	13.4
8	호흡기 질환	12.9
9	알츠하이머(치매)	12.0
10	고혈압	11.8

보시다시피 절반의 사망 방식은 **암, 심장병, 뇌출혈**입니다.

폐렴은 주로 노인들이 면역력이 떨어졌을 때 많이 발생하니, 노화에 의한 사망이라고도 볼 수 있습니다.

자살로 인한 사망자도 의외로 많은데, 한국이 OECD 국가 중 자살률 1위라는 사실도 놀랍습니다. 그것도 2003년부터 2017년까지 15년 연속 부동의 1등이랍니다. 안타깝습니다.

그 중 암은 사망방식의 3분의 1에 달할 정도로 높은 사망 확률의 무서운 질병입니다.

즉, 당신은 암이 아니면, 중풍이나 심장병, 폐렴 중 하나로 죽을 겁니다.

4대 사망 방식인 암, 심장병, 뇌출혈, 폐렴 확률만 줄인다면 당신의 장수 확률은 확 올라갑니다. 사람 따라 차이는 나지만, 이 질병이 나타나기 쉬운 연령대가 있습니다. 그러니 죽음의 리스크를 대비하는 확률을 높이는 것이 당신의 평생 숙제입니다.

- 죽음의 확률 관리는 최소한 <무엇을> 해야 하는가?

다양한 확률이 존재하지만, 죽음의 확률이 치솟는 종류를 50대 기준으로 볼 때.

실제적으로 **암, 중풍, 심장병 이 3가지 중에 하나로 사망할 확률이 높습니다.** 대신 이 3가지만 잘 피해가도 당신은 최소 70대까지는 살아남을 확률이 큽니다.

그러니 최소한 50대부터는 암, 중풍, 심장병에 해박한 지식을 지니고 실천해야 합니다.

이 모든 게 일반적인 건강관리로 되는 것은 아닙니다. 단순한 건강법, 운동, 식단 관리는 수명의 기본적인 측면에 불과합니다.

앞서 제가 분명히 말씀 드렸던 수명의 법칙을 기억하세요.

수명 = 인간의 내면 에너지 + 보이지 않는 힘

인간의 내면 에너지와 보이지 않는 힘을 관리해야 당신은 목표를 달성할 수 있습니다.

무방비는 당신이 식사 운동 같은 '일반적인 건강관리'의 무방비가 아니라, 생명력의 원천과 생명력의 스위치 관리 같은 '근원적 관리'의 무방비를 말하는 것입니다.

2 죽음의 둘째 원인 - 노화 ('유전자 시간표'와 '세포 파괴자')

어찌 보면, 죽음의 가장 근본은 노화입니다.

젊을 때 멀쩡하던 관절이 어느 순간 고장이 나고, 근력이 떨어지고, 예뻤던 얼굴이 쭈글쭈글해지니, 누구라도 노화는 정말 싫을 겁니다.

노화가 당연하다고 <방치하는 사람>과 노화를 <대처하는 사람>의 수명은 천지차이입니다.

어떤 이는 <오는 세월을 받아들이고 노화에 적응>하는 수밖에 없다고 말하는데, 헛소리입니다.

40대에 노화를 막는 방법을 실천한 사람은 50대에도 40대와 큰 차이가 없는 외모와 신체 기능을 가지곤 합니다. 반면에, 그렇지 않은 사람은 50대에 이미 60대의 외모와 신체 기능을 지닌 사람도 있습니다. 40대의 외모와 60대의 외모. 무려 20년의 차이가 생깁니다.

주민등록증의 나이는 같은 속도로 올라가지만 신체의 나이는 결코 같은 속도로 올라가지 않습니다.

같은 또래끼리 만나서 "너 나이 22이야? 나는 23살."하는 대화는 10대, 20대 때나 의미 있는 이야기입니다. "당신 나이 72이야? 나는 아직 70이야."하는 대화는 별 의미가 없습니다. 나이 70인 분이 인체 나이는 80일수도 있고, 72세인 분이 인체 나이가 아직 60일수도 있으니까요.

인터넷에 70대 '몸짱'이나 '동안'을 검색해보시면 놀라운 글들을 보실 겁니다. 가령 2024년에 80세가 된 '임종소' 할머니의 경우는 지금 현재도 젊은 20~30대 여성이 무색할 정도의 근육과 몸매를 자랑하고 있습니다.

그렇다면 단지 외모와 체형만 젊음을 흉내 내는 걸까요? 신체 기능의 극한에 도전하는 스포츠인 마라톤에서도 70대에 **'서브3**(3시간대에 주파하는 기록)'를 3번이나 기록한 분도 계십니다.

20대의 젊은 청년도 웬만큼 단련하지 않으면 4시간 벽을 깨트리기 쉽지 않은데, 전문 선수 출신도 아닌 노인이 꾸준히 단련하여 42.195Km의 긴 거리를 3시간대에 주파한 겁니다. 마라톤을 한번이라도 안 해 본 사람은 그 반만이라도 전력으로 뛰어보세요. 아마 며칠 간 몸살로 드러누울 겁니다. 그만큼 심폐기능이나 근력, 지구력 등 모든 인체 기능이 젊은 사람들처럼 생생하지 못하면 결코 이뤄낼 수 없는 결과입니다.

제가 개인적으로 진맥해 본 환자 분들 중에서도 잘 관리된 70대는 60대의 기력을 갖고 계신 분들도 다수였습니다.

나이는 달력대로 움직이지만, 인체 노화는 사람 따라 철저히 차별합니다.

이 노화가 사람 차별을 하는 데에는 결정적으로 '**유전자 시간표**'가 관여합니다.

그래서 죽음의 두 번째 원인을 그냥 노화라고만 하지 않고 '**유전자 시간표**'라고 따로 말했습니다.

⊘ 1. 인간이 영원히 사는 법.
유전자 꼬리가 사라진다. 당신의 꼬리를 훔쳐가는 도둑을 막아라.

원래 생명체는 스스로 복구할 수 있는 능력이 있습니다.

상처가 생기면 살이 차올라서 복구하는 수준은 인체 기능의 기본에 불과합니다.

우리 몸은 몇 조에 이르는 세포로 이뤄져 있습니다. 무려 35조 개에 이르는 세포가 있다는 주장도 있으니 당신의 몸은 어마어마한 숫자의 세포로 이뤄진 겁니다.

"세상에! 세포 하나를 1원으로 바꿔준다면 당신은 무려 35조나 되는 거금을 몸에 지니고 걸어 다니는 겁니다."

이 많은 숫자의 세포가 항상 고정불변이 아닙니다. 하루에도 엄청난 숫자의 세포가 죽고 그 공백을 새로 세포를 만들어서 채우고 있습니다. 통계적으로 하루에 약 3300억 개가 교체된다고 합니다. 3300개도 아니고 3300억 개입니다. 초당 380만개가 새 걸로 대체가 됩니다. 당신이 1초당 빵을 380개 포장한다고 생각해보세요. 불가능한 일이니 SF영화에 나오는 스피드 초능력자 '플래시'라도 불러서 포장 작업을 해야 할 겁니다.

그런데 1초당 380개도 아닌, 380만 개입니다. 대단합니다. 정말 몸은 쉴 새 없이 초스피드로 세포를 찍어내는 세포 공장이라고 해도 과언이 아닙니다.

그런데 이 세포를 원본과 똑같이 만들지 못하면 몸은 금방 엉망진창이 되어 죽을 겁니다. 가령 간(肝)의 세포가 죽었는데, 간에다 눈동자 세포를 만들게 되면 어떻게 될까요? 간에 눈이 달린다니. 헉. 굉장히 괴기한 몸이 될 겁니다.

또는 간에 새로 생긴 세포가 원래 세포 기능의 절반도 못하는 불량 세포라면? 생각만 해도 끔찍합니다.

그래서 몸은 전자 제품을 찍어내듯이 한 치의 오차도 없도록, 원본 세포와 똑같은 복제품을 완벽하게 만들어서 채우고 있습니다.

사람은 7~10년이 지나면 몸의 거의 모든 세포가 새로운 세포로 교체되어 있다고 합니다. 몸이 새로 바뀌는 셈입니다. 만약 오차가 생긴다면 7년 뒤에는 당신의 부인이 다른 부인으로 변해 있을 겁니다. '와우! 이왕이면 더 젊고 예쁜 부인으로 바뀐다면 좋겠다.'고 엉뚱한 상상을 하는 남편 분은 없겠죠? 안타깝지만 이런 기적(?)같은 일은 없도록 인체의 시스템은 너무나 잘 구성되어 있습니다.

이 모든 것이 설계도인 유전자에 담겨진 정보에 따라 만들어지기 때문입니다.

여기까지가 여러분도 아는 상식입니다.

그런데 문제는 유전자가 복제할 때마다 짧아져서 결국 원본과 차이가 나게 된다는 겁니다. 그 이유는 우리 인체의 세포 복제 시스템이 **유전자의 끝부분을 완벽히 복사하지 못하기 때문**에 갈수록 끝이 짧아질 수밖에 없습니다.

이걸 보완하기 위해서 신은 유전자에 '보호용 꼬리'를 만들어서 달아줬습니다.

이걸 전문용어로 <u>**텔로미어(telomere)**</u>라고 부릅니다. '끝 부위'라는 뜻인데 '텔로미어'라고 부르니 뭔가 더 근사하게 보이지 않습니까?

아무튼 유전자는 긴 끈처럼 생겼습니다. 그 양쪽 끝에 '텔로미어' 꼬리가 달려서 완충작용을 하여 유전자를 보호합니다.

그러나 이 꼬리도 점점 짧아지다가 사라지게 됩니다. 결국 유전자도 짧아지며 망가집니다. 이런 불량품 세포가 점차 늘어갈수록 당연히 당신의 몸도 망가집니다. 아까 상상한 것처럼 당신의 부인이 다른 늙은 부인으로 대체되는 불상사의 원인이기도 합니다. 하하.

그렇다면 이 꼬리가 짧아지는 것을 지연시키거나 막을 방법은 없을까요?

있습니다!

당신의 꼬리를 훔쳐가는 도둑은 세월인데, 그 빌어먹을 세월조차 유전자 꼬리를 못 훔치는 강력한 동물이 존재하기 때문입니다.

한 마디로 **영생의 동물**입니다!

유전자 꼬리가 사라지지 않기 때문에 노화가 없어서, 살면 살수록 더욱 젊어지고 강해지는 그런 신비한 동물이 실제로 존재합니다.

아. 이러니까 제가 물건 팔러 나온 잡상인, 아니 만병통치약 파는 약장수 같습니다.

아무튼 생물학자들은 이 동물을, **'이론적으로는'** 늙지 않고 영원히 살 수 있는 영생의 동물이라고 부릅니다.

죽은 진시황제가 들으면 아마 무덤에서 벌떡 일어나서 부러움의 감탄사를 외칠 동물입니다. "그토록 원하던 불로초를 먹지 않아도 영원히 사는 동물이라니! 아! 내가 그 동물로 태어났더라면 얼마나 좋았을까!"라고 외칠 지도 모릅니다.

이 동물은 **<유전자 꼬리가 짧아지는 걸 방지하는 효소>**를 스스로 분비하는 동물이어서 그렇다고 합니다. 현대 과학자들이 밝혀낸 바에 의하면, '텔로미어'가 짧아지는 것을 막아주는 효소가 존재하는데 **<텔로머레이즈>**라고 부릅니다.

과연 어떤 동물이기에 이론적으로 영생이 가능할까요?

혹시 '십장생' 중에 하나일까요?

십장생(十長生)은 열(十) 가지 오래(長) 사는(生) 것이란 의미입니다.

해, 달, 산 등 무생물들을 포함해서 세상에 오래 존재하는 것을 상징으로 삼았습니다. 그 중에 동물은 학과 사슴, 거북이. 이렇게 3가지입니다. 그런데 사슴은 겨우 20~25년으로 30년을 넘기는 경우가 거의 없다고 하니 장생은 개뿔. 인간보다도 훨씬 단명하는 동물입니다.

학은 보통 30~50년 정도입니다. 최고 83살까지 살았다는 어떤 학의 기록이 있는 걸로 봐서, 오래 살아봐야 인간 레벨인 동물입니다. 그러니 영생과는 거리가 멉니다.

마지막으로 거북.

거북은 종류가 많은 동물이라 그 종류에 따라 수명이 천차만별입니다. 육지 거북이 중에 '설가타'라는 종류의 거북은 평균 수명이 100년 정도 된다고 합니다. 이 정도면 사람보다 오래 사는 동물이 맞긴 맞습니다. 사람의 평균은 100세가 아니라 기대수명 83세입니다. 1750년에 세이셸 제도에서 태어난 '알다브라 거북'은 2006년에 나이 255살에 죽으며 세상에서 가장 오래 산 육상 동물이 되었습니다.

그렇다면 바다거북은 어떨까요? 바다거북은 보통 40~50년 정도, 그 중 코끼리 거북은 평균 수명 150년 정도로 상당히 오래 사는 편입니다. 무한히 넓은 바다의 무수한 바다거북들 중에서 이보다 더 산 거북들이 얼마나 있을지 정확히 파악하기는 힘듭니다. 어쨌든 과학자들은 바다거북 또한 장수에 적합한 특징을 지니고 있어서 300백 년 이상 사는 거북들도 다수 있을 거라고 봅니다. 기록상으로는 1950년대에 잡힌 바다거북의 등에 스페인 전함과 승무원 이름이 적혀 있었는데 그 스페인 전함은 400년 전에 있었던 것이라 합니다. 그래서 그 바다거북은 그 이름 적힐 때에 새끼였다고 쳐도 최소 400살 이상이라 볼 수 있습니다.

"선생님. 바다거북이 영생의 조건을 지닌 동물인가요? 하긴 세상에 거북이만큼 오래 사는 동물은 못 들어보긴 했습니다."

성급한 사람은 이렇게 물어볼 수도 있습니다.

일부는 맞습니다. 과학 연구 결과, 바다거북은 아무리 오래 살아도 내장

기관이 쇠퇴하지 않습니다. 80년 이상 된 바다거북을 해부해보니 내장이 어린 거북의 내장 상태와 똑같이 젊다고 합니다. 인간보다 엄청 강력한 면역력으로 웬만한 세균, 바이러스는 맥도 못 추고, 늙어서도 암도 걸리지 않는다고 합니다. 한마디로 자연 상태에서는 질병 없이 평생을 살 수 있는 탁월한 유전자를 지녔습니다.

"와! 맞네! 이 동물 맞네! 선생님. 제가 맞췄잖아요!"

그리 생각하면 오산입니다. 내장은 거의 변화가 없고 장수에 아주 유리하지만 그래도 거북이는 영생에 도전하기에는 한계가 뚜렷합니다.

바다거북은 일단 사람에 비해선 '텔로미어'라는 꼬리가 엄청 길어서 장수에 유리한 겁니다. 게다가 짧아지는 꼬리를 다시 복구하는 능력도 상당히 갖고 있다고 합니다. 하지만 세월이 흐르면서 복구 능력이 떨어지기 시작해서 결국은 '텔로미어'가 다 사라진다고 하니 이론적으로는 장수에 한계가 있습니다.

그렇다면 영생의 유전자 시스템을 가진 대단한 주인공은 누굴까요?

바로 <바닷가재>입니다!

진시황제가 애타게 찾던 불로초처럼, 신선이 사는 신비한 곳에 숨어있는 동물이나 약초도 아닙니다. 평소 당신이 랍스타 요리점이나 수산물 시장에서 흔하게 접하던 바닷가재가 바로 그 주인공입니다.

아마 당신은 그 동안 이걸 모르고 먹었을 겁니다. 그 순간 당신의 이빨은 바닷가재의 영원한 수명을 '순삭(순식간에 삭제)'하신 겁니다.

"세상에! 바닷가재가 영생의 동물이라고요? 어디서 그런 '뻥(허풍)'을 치십니까?"

아마 바닷가재가 영생의 동물이라고 말하는 순간, 이런 생각이 든 분이 많을 겁니다.

바닷가재가 이론적으로 영생의 조건을 갖춘 이유를 말씀드리겠습니다.

바닷가재는 텔로미어 꼬리를 복원하는 신비한 효소 '텔로머레이즈 (Telomerase)'라는 것이 항상 작동합니다.

장수 동물의 정점에 선 거북이가 시간이 갈수록 이 꼬리 복원 효소의 분비가 줄어드는 데에 반해, 바닷가재는 시간이 아무리 흘러도 줄어들지가 않습니다.

그 덕분에 바닷가재는 시간이 아무리 흘러도 유전자가 결코 짧아지는 일이 없습니다. 유전자 차원에서 보면 바닷가재는 절대 늙는 일이 없습니다. 오히려 성장만 합니다. 마치 암세포가 끊임없이 자라듯이, 바닷가재는 정상 세포가 암처럼 계속 자라기만 합니다.

아마 당신은 몰랐을 겁니다. 바닷가재는 평생이 성장기라는 걸.

비유하자면, 바닷가재는 항상 청춘입니다. 항상 청소년기입니다.

그렇기 때문에 세월이 흐를수록 노화하지 않습니다. 오히려 계속 성장하며 더 튼튼해지고 힘도 세어지고 생식 능력도 더 강해지고 갑옷도 더 단단해집니다.

이론상으로는 바닷가재는 먹이가 끝없이 주어져서 굶지만 않으면 또는 천적으로부터 죽지 않으면 계속 커지기만 합니다. 그러다가 언젠가는 거대한 공룡처럼 커질 지도 모릅니다.

영화 '300'에 나오는 왕이 적진을 바라보며 "나는 관대하다."를 외쳤던 것처럼, 공룡처럼 커진 바닷가재가 바다의 온갖 생물들을 눈 아래로 내려다보면서 가소롭다는 듯이 "나는 위대하다."라고 외칠 법합니다. 그만큼 바닷가재는 유전자적으로는 최고로 위대한 동물입니다.

"선생님. 아무리 그래도 계속 뻥 같은데요. 세상에 공룡만한 바닷가재가 어디 있으며, 수 백 살 먹은 바닷가재 이야기도 못 들어봤는데요?"

맞습니다. 바닷가재는 **유전자적으로만, 이론적으로만 영생의 동물**일 뿐입니다. 현실은 그렇지 못해서 바닷가재 수명은 **약 10년~100년에 불과**합니다.

"역시! 선생님은 뻥쟁이! 바닷가재가 거북이보다 훨씬 빨리 죽네요? 수명 10년이면 아까 말한 사슴보다 못하잖아요?"

안타깝지만, 위대한 동물인 바닷가재는 위대한 유전자를 가졌을 뿐 현실은 녹녹치 않습니다. 결코 늙어 죽는 자연사는 없지만, 다른 방식으로 죽을 일이 너무 많기 때문입니다.

이 위대한 바닷가재 죽음의 가장 근본적인 이유를 아시면 황당하실 겁니다.

바닷가재는 먹이사슬에서 낮은 쪽에 위치하고 있어 천적들이 마구 잡아먹습니다.

"아! 늙지 않는 유전자가 있어도, 잡혀 먹어서 오래 못 사는 것이었네요?"

하하. 그렇다면 제가 황당할 거라고 말하지 않았을 겁니다. 그것보다 더 근본적인 결함이 따로 있습니다.

바닷가재는 어릴 때는 껍질 갑옷이 충분히 단단하고 두껍지 못하기 때문에 천적에 매우 취약합니다. 천적들이 이빨로 와그작 씹으면 다 깨어지는 수준이니까요. 그러나 바닷가재가 누굽니까? 영생의 유전자로 평생 성장만 하는 최고 위대한 동물이 아닙니까?

그래서 나이가 들수록, 늙어갈수록 더욱 힘이 세져서 집게발의 힘도 더욱 강력해집니다. 적에 대항할 무기가 강해지는 거죠. 게다가 방어용 갑옷은 갈수록 더 단단해지고 더욱 두꺼워집니다. 그러다 결국은?

"띠링~! 축하합니다. 불멸의 갑옷 아이템을 획득하셨습니다!"

어느 날, 늙은 바닷가재가 드디어 '불멸의 갑옷'이라는 아이템을 획득하게 됩니다. 아마 게임으로 치면 '만렙(최고 레벨)'이 되었다는 것으로 바닷가재의 머리에 이런 안내 멘트가 울릴 법합니다.

"불멸의 갑옷 아이템을 획득하신 그대는 이제 무적입니다. 웬만한 적들은 당신의 갑옷을 뚫을 수 없어서 모두 피해갈 것입니다. 충분히 두껍고 철저히 단단한 갑옷으로 인해... "

"크하하하. 이제 나는 천하무적이다."

이렇게 좋아하는 바닷가재는 웃으며 바다를 누빌 법하지만 어느 날 결정적인 결함을 발견합니다. 무한히 성장하는 속살과 내부 장기에 맞추려면 때가 되면 갑옷을 탈피하고 다시 새로운 더 큰 갑옷을 형성해야 합니다. 그러나 이 불멸의 갑옷은 너무나 강력해서 이제 자신의 힘으로는 결코 깨부수고 탈피할 수 없는 겁니다.

"아! 불멸의 갑옷은 젠장! 이제 나는 끝이잖아! 어떻게 벗어야 해?"

이렇게 X된 바닷가재는 결국 자기 갑옷에 끼여서 죽습니다. 얼마나 고통스럽겠습니까? 단단한 껍질을 억지로 벗다가 끼여서 사고사를 당합니다. 그렇다고 탈피를 포기하면 병에 걸립니다. 황당하게도 몸을 보호하기 위한 방어용 불멸의 갑옷은 결국 본인의 사망 확정 시간표인 셈입니다.

그래서 위대한 유전자에 비해 수명이 턱 없이 짧은 겁니다.

그렇다면 이 허무한 개그 같은 바닷가재 이야기를 왜 했을까요? 사실 바닷가재의 짧은 수명은 환경상 천적들로부터 살아남기 위해서 단단한 갑옷이 있어야 하기 때문에, 생긴 아이러니에 불과합니다.

그렇다고 바닷가재의 유전자의 신비함이 평가절하 될 수는 없습니다. 만약 인간이 바닷가재의 효소 시스템을 제대로 이용할 수 있다면, 이론상으로는 절대 늙지 않고 도로 젊어져서 살 수 있기 때문입니다. 인간은 바닷가재처럼 단단한 갑옷으로 된 피부가 필요 없는 동물이지 않습니까? 하하.

그래서 바닷가재의 이 위대한 불로장생의 능력은 치열하게 연구되고 있습니다. 특히 바닷가재가 분비해 낸 효소인 '생명의 시계' 텔로머레이즈는 현대 생명 과학의 최우선 연구 대상입니다.

텔로미어, 텔로머레이즈와 세포 노화 메커니즘을 밝혀낸 '엘리자베스 블랙번' 교수는 2009년에 노벨 생리의학상을 수상했습니다.

"와. 바닷가재가 분비해낸 텔로머레이즈가 그렇게 좋다면 바닷가재를 먹으면 저도 젊어지거나 노화를 막을 수 있지 않을까요?"

그럴 리 있습니까? 맛만 좋을 뿐입니다.

생물마다 작용하는 효소나 화학물질이 다르기 때문에 인간은 인간에 맞는 효소나 물질이 필요합니다. 그래도 아주 치열하게 연구 중이니 가까운 장래에는 유전자 꼬리인 텔로미어의 길이를 복원하는 효소가 나올 것이라 기대합니다.

같은 동물인 바닷가재는 효소로 되는데, 인간도 효소로 안 될 이유가 어디 있습니까? 이론상으로는 충분히 가능합니다. 이게 나오면 한 마디로 '불로초'인 셈입니다. 진시황이 그토록 갈구하고 원하던 불로초가 약으로 나오는 겁니다. 먹으면 세포가 다시 젊어지고 인체 기능이 젊을 때로 돌아가는 그런 신비의 약입니다.

"이런 젠장! 왜 지금 나와! 나는 정말, 정말 그거 먹고 싶었다고!"

무덤 속의 진시황제가 벌떡 일어나 이렇게 외칠 날이 조만간 오기를 강력히 바랍니다.

그런데 이게 정말 소망으로만 꿈으로만 끝날까요?

아닙니다. 저는 길어도 **30년 안에 상용화**될 것이라 확신에 가깝게 예견합니다. 지금까지의 과학 발전 속도와 현재의 지식수준, 양자 컴퓨터 발전 정도로 봐서는 그것도 길게 잡은 겁니다.

"선생님은 뻥쟁이! 30년 안에 불로장생의 마법의 약이 나온다고요? 너무 오버하시는데?"

어쨌든 제 예상으로 30년이니 '2054년 안에는 반드시 나온다.'에 제 이름을 내기로 겁니다. 그 때까지 안 나오면 제 이름을 '이 바보'로 바꾸겠습니다. 하하.

이 무슨? 근거 없는 자신감일까요? 사실 뚜렷한 근거가 있습니다.

인류 역사에 전환점이 될 이 위대한 도전을, 현재 세계에서 가장 강력한 쌍두마차가 이끌고 있기 때문입니다.

하나는 '알토스 랩스'라는 미국 바이오 테크 회사입니다.

2022년 1월에 **'세포 노화역행**(rejuvenation) **치료제'**를 개발하는 '알토스 랩스(Altos Labs)가 출범 했습니다.

"엥? 선생님. 그거 듣보잡(듣지도 보지도 못한 잡 것) 회사인데요? 뭐 애플이나 구글 급의 재벌 회사나 화이자 정도로 최고 제약회사라면 몰라도. '치토스'인지 '알토스'인지 하는 건 진짜 무명 회사잖아요. 게다가 이제 겨우 2년

된 회사 갖고 너무 호들갑 떠는 거 아닙니까?"

그리 생각할 법 합니다. 하지만 가장 강력한 이 마차는 출발한 지는 얼마 되지 않았지만 그 멤버들은 현대 생명 과학자들의 집약체라고 할 만큼 너무 나 현실적이고 화려합니다.

일단 창립자부터 주목을 끕니다. 아마존 창업자인 '제프 베조스'와 러시 아 태생의 미국인인 엄청난 갑부 투자자인 '유리 밀너', 이 두 사람입니다.

여러분도 잘 아시는 '아마존'은 2022년 '포춘'이 선정한 글로벌 기업 순 위 2위의 기업입니다. 그런데 제가 주목하는 것은 아마존 창업자보다 '유리 밀너(Yuri Milner)'라는 사람입니다.

그는 투자계의 '아인슈타인'입니다. 양자 물리학 박사이기 때문에 현대 과학에 정통한 천재입니다. 게다가 투자 분야에서는 그야말로 족집게입니 다.

페이스북, 왓츠 앱, 트위터, 에어비앤비, 스포티파이, 알리바바 등등 세계 적으로 대박을 친 기업에다 초기에 투자했었던 그는 한 마디로 돈 냄새를 기가 막히게 잘 맡는 사람입니다. 그가 투자한 회사마다 초대박을 냈으니까 요.

그런 그가 여기에다 엄청난 투자를 단행했습니다.

이 회사에 투자된 금액이 무려 30억 달러. 초기 자본만 한국 돈 3조 6000억으로 시작되었습니다. 물론 앞으로도 점점 더 많은 투자가 이어질 대단한 자금력의 출발입니다.

게다가 경영진은 세계 최상급의 제약 회사와 바이오 회사 임원들이 대거 옮겨왔고, 제일 중요한 연구진 역시 현존하는 유전자 과학의 최고 과학자들을 망라했습니다.

이렇게 말해도, 어떤 독자 분은 '유전자 최고 과학자들이 모였다고 해도, 그게 뭐? 그렇다고 사람이 영생에 도전하는 게 말이 되나?'라는 의문이 들 법합니다. 그러니 그 근거로 현대 생명 과학에 대해 이야기할 수밖에 없습니다.

사실 이 책을 쓰기 전에 저는 엄청 고민을 많이 했습니다.

독자는 어려운 것을 싫어하는데, 생명력의 본질을 이해하려면 현대 생명 과학, 현대 양자 물리학, 우주 천체 과학, 동양철학, 한의학의 신비한 경락 이론까지 정말 난해한 이론들을 몽땅 다 꺼내 놓아야 하기 때문입니다. 그래야 이 책에서 말하는 생명력 법칙이 이론적으로 합리적이고 과학적이라는 걸 깨달을 수 있으니까요.

심지어 집단 무의식에 대한 심리학, 종교와 영혼에 대한 이론까지 나와야 합니다. 우리의 몸은 물질로 이뤄져 있고, 정신세계의 영향력을 떠나서 건강을 논할 수 없기 때문입니다.

"어? 선생님. 벌써부터 머리가 어지럽고 눈꺼풀이 점점 무거워.... 쿨쿨...."

이런 반응이 있을 수도 있습니다. 고민 끝에 그래도 이 책을 통해서 많은 분들이 건강에 귀중한 정보를 얻을 수 있다면, 무조건 쓰기로 했습니다. 그 대신 최대한 쉽게.

지금까지 이 책 앞부분의 이해가 어렵지 않았다면 당신은 통과 자격이 있습니다. 왜냐? 이 뒷부분도 어려운 과학 이론을 지금까지처럼 쉽게 쓸

것이기 때문입니다.

만약 그래도 이 내용들이 지겹거나 어렵다면, 절대로 책을 덮지 마시고 바로 죽음의 원인 파트 3인

3 죽음의 셋째 원인 - 환경

이 부분으로 페이지를 바로 넘겨주세요.

아무튼 이 책의 내용들은 당신의 수명과 인생에 큰 영향을 끼칠 수 있는 귀중한 정보니까 절대로 놓치지 마시길 바랍니다.

당신이 오래 살려면, 노화에 대해서 알아야 대책이 나옵니다. 또 노화에 대해서 알려면 유전자 과학을 이해해야만 합니다.

유전자 과학. 어렵지 않습니다.

유전자 과학은 놀랍게도 당신이 사무실에 앉아서 평소에 컴퓨터 문서 작업을 하는 것과 너무나 흡사하기 때문입니다.

"네? 그렇게 쉬울 리가? 문서 작업은 아무나 배우는 수준인데요?"

유전자 과학은 자르기, 복사하기, 붙여넣기, 삭제가 주 작업입니다. 그래서 이 작업의 요령만 알면 엄청난 유전자 과학자가 되는 겁니다. 크크.

<**'복사'**하기>는 유전자 과학에서 <**'복제'**하기>로 주로 이뤄집니다.

복제 인간. 복제 동물. 많이 들어 본 단어일 겁니다. 당신을 복사해서 또 다른 당신을 만들어 내는 기술이라고 이해하면 됩니다.

그러니 본체인 당신은 직접적으로 기술의 효과를 볼 수 없습니다. 다만 당신과 똑같은 또 다른 당신이 하나 더 생기는 기술이기 때문입니다.

예를 들어 아인슈타인이 죽기 전에 체세포를 남겼다면 이 세포로 다시 아인슈타인을 여러 명 만들고, 옛날 공룡의 체세포가 북극 얼음 밑에 제대로 보존되어 있다면 공룡도 되살리는 미래도 가능하기에 그런 영화들이 나오고 있습니다. 이 모두 유전자 복제 기술에서 나온 영화입니다.

한국의 황우석 박사로부터 시작된 소동은 당신도 알고 계실 겁니다. 복제 강아지, 복제 양 돌리 이야기도 들어보셨다면 당신은 꽤나 지식인 입니다.

1996년에 복제 양 '돌리(Dolly)'가 탄생했을 때 세상은 그야말로 난리가 났습니다.

그 이전까지의 상식인, 다 자란 포유류는 복제할 수 없다는 법칙이 깨졌기 때문입니다.

이것은 인간 복제가 현실로 나타날 수 있다는 의미로 인류사에 큰 획을 긋는 과학사의 대 사건이었습니다. 예를 들어 인간이 달나라에 간 것과 비교될 정도의 큰 사건입니다.

왜냐하면 이론적으로는 가까운 미래에 얼마든지 당신을 100명, 1000명 더 복제할 수 있다는 얘기니까요. 어쩌면 이게 달에 가는 것보다 더 놀라운 이야기가 아닐까요?

생각해보세요. 당신이 길 거리를 나서는 순간, 거리에 꽉 찬 사람들이 모두 당신의 모습을 하고서 당신을 바라본다면? 끔찍한가요? 기쁜 가요?

하하. 사실 이런 미래는 있을 리가 없습니다. 대량 복제를 하는데 굳이 왜 당신을 하겠습니까? 톱스타 '아이유'라면 몰라도. (죄송합니다. 저는 아이유 '삼촌 팬'입니다. 빙그레.)

어쨌든 이런 미래는 끔찍하기 때문에 과학계가 함부로 하지 못하게 법적 대책도 세워지고 있습니다.

이번에는 <자르기>.

이건 '유전자 가위'라 부릅니다. 쉽게 말해 유전자를 자기가 원하는 대로 잘라서 편집한다는 겁니다.

만약 유전자에 '대장암'이 생기는 부분이 있다면 그걸 잘라 없애버려서 그 사람의 후대에는 대장암이 사라질 수 있게 한다는 기술입니다. (물론 대장암이 유전자 외에도 원인이 있기 때문에 대장암에 걸릴 확률이 줄어든다는 것이 보다 정확한 표현입니다.)

만약 이 정도 기술이라면 당신하고 상관이 없을 겁니다. 몇 대 뒤의 후대 자손이 병이 걸리든 말든 당신 수명하고는 상관이 없을 거니까요.

그런데 그게 '크리스퍼' 유전자 가위라는 가장 혁신적인 기술이 나오면서 또 한 번 세상에 난리가 났습니다. 인류 생명 과학과 의학사에 전환점이 될, 아예 인류사 전체에 엄청난 파급력을 끼칠 기술이기 때문입니다.

"앗! 크리스피다. 선생님. 나 이거 알아요. 크리스피 치킨. 크리스피 도넛. 얼마나 맛있는데요. 어? 그런데 크리스피... 가 아닌가요?"

'크리스퍼'라는 단어에 어떤 분은 이렇게 '크리스피' 치킨, 도넛을 떠올리며 침을 흘릴 지도 모릅니다. '크리스퍼'입니다. 여러 단어의 앞 글자를 딴 약자이니, 뜻은 몰라도 됩니다. 제가 어떤 환자 분에게 이 기적의 가위 이야기를 하니, "기적을 일으키는 '크리스도' 가위라구요? 할렐루야. 아멘"을 외치더군요. 그분은 물론 기독교 신자이십니다. 하하.

아무튼 유전자 편집 기술 중 3세대 기술로 분류되는 크리스퍼 가위 기술을 개발한 '제니퍼 다우드나'라는 미국의 학자와 프랑스의 학자들은 2020년에 노벨 화학상을 받았습니다.

상을 받은 이유는, 이 기술이 DNA를 자르는 '효소'를 이용하여 살아있는 사람 체내의 유전자 일부를 분자 단위로 아주 정교하게 잘라 붙일 수 있어 질병 치료에 획기적인 전기를 열었기 때문입니다.

그런데 이게 무슨 수술이나 기계 안에 들어가 치료를 받는 것이 아니라 그냥 주사나 약물로 몸 안에 효소만 주입하면 질병이 치료되는 기술입니다. 얼마나 간편합니까?

최근에는 이 기술로 유전성 빈혈 환자들을 치료했고, 여러 암을 치료하는 기술은 개발 중 입니다. 앞으로 각종 질병들도 이 기술로 치료된다고 합니다.

여기에서 중요한 것은 그냥 '효소'만 주입해도, 몸에 **유전자 자체를 변화**시킨다는 겁니다.

아까 말한 바닷가재가 효소로 유전자 꼬리를 복원하는 것처럼, 사람도 이제 그게 불가능하지 않게 보이지 않습니까?

다음으로는 <**붙여넣기**>.

유전자에다 내가 원하는 대로 필요한 것을 붙이는 기술입니다. 이 기술은 2019년에 개발된 유전자 가위의 4세대 기술(벌써 4세대라니!)인 '프라임 에디터' 기술로 인해 더 정밀하고 쉽게 유전자를 편집 가능하게 되었습니다.

마지막으로 <**되돌리기**>

이게 유전자 기술의 마지막 하이라이트입니다.

이미 다 성장한 당신의 <체세포>를 당신이 <어머니 자궁에 머물 때의 어린 세포> 수준으로 다시 되돌리는 기술입니다.

세월을 역행해서 세포를 되돌리는 것은 참으로 충격적인 과학 기술입니다.

이 기술이 얼마나 혁신적인지 아마 감이 안 오실 겁니다. 제가 과장해서 표현해 보겠습니다.

외계인이 와서 광선총을 쏘니, 그 총을 맞은 당신이 순식간에 나이가 작아져 아이가 되더니 결국 정자와 난자 상태로 되돌아간다면 얼마나 충격적이겠습니까?

이 분야의 대가로는 일본의 '신야 야마나카' 박사가 있습니다. 이 분은 야마나카 인자라고 하는 4개의 유전자를 발견했습니다. 이 유전자를 사용해서 그는 이미 다 큰 **'성체 세포'**를 자궁에 있던 어린 세포 수준인 **'만능 줄기 세포'**로 바꿨습니다. 이걸로 2012년 노벨생리의학상을 수상했습니다.

<세포를 어릴 때로 되돌린다!>

현대 과학의 새로운 지평을 연 기술로, 당신 몸의 세포를 원하는 대로 재프로그래밍 할 수 있게 된 기술입니다.

＊

자. 다시 '치토스' 아니, '알토스' 연구소 이야기로 되돌아가겠습니다.

위의 여러 유전자 기술의 대가들이 대거 연구소로 합류했습니다. 크리스퍼 유전자 가위를 발견한 '제니퍼 다우드나'라는 교수와 되돌리기 기술의 '신야 야마나카' 박사를 포함해서 유전자 과학계의 최고들이 우르르 몰려와 합류한 겁니다.

게다가 실제로 노화를 되돌리는 연구에 성공한 전문가도 다 모았습니다.

예를 들어 일찍 늙는 병인 '조로증'에 걸린 쥐의 세포를 역으로 되돌려서 쥐의 수명을 3분의1이나 늘린 대단한 사람이 있습니다. '벨몬테' 교수입니다. 그도 합류했습니다.

그리고 사람의 피부 세포를 역으로 되돌려서 25년이나 젊게 만드는데 성공한 영국의 '볼프 레익'도 합류 했습니다.

당신의 피부가 무려 25년이나 젊어진다고 생각해보세요. 대단하지 않습니까?

당신이 여자라면 잘 알겠지만 얼굴에다 몇 백 만원어치 고가 화장품을 퍼부어도 피부가 다시 젊어지기는 매우 힘듭니다.

그런데 50대가 20대 중반의 얼굴 피부로 돌아간다고 생각해보세요. 이제 신분증을 보지 않으면 그 사람의 나이를 알 수 없게 될 지도 모릅니다. 외모는 분명히 꽃다운 얼굴의 젊은 아가씨인데, 실제 나이는 80대 노인일 수도 있으니까요.

그런데 유전자 치료제로 이 기적 같은 연구에 성공한 사람이 벌써 나온 겁니다. 그 사람도 이 연구소에 합류했습니다.

이렇게 해서 이 연구소는 완전히 유전자 과학의 드림팀을 구성했습니다. 영화로 치면, 마블의 어벤져스 팀입니다.

이 드림팀을 이룬 대가들이 단지 돈만 많이 준다고 해서 왔을까요? 평생을 명예와 업적을 위해 몸 바친 과학자들이고 이미 자국에서 충분히 연구비 지원을 받는 사람들인데요?

다들 기대하는 바가 일치해서 여기로 모인 겁니다.

효소를 주입해서 체내 유전자를 손쉽게 조작하는 기술도 있고, 세포를 젊게 되돌리는 기술도 존재합니다. 이제 이 기술을 합쳐서 인간의 유전자 꼬리에 맞는 효소만 만들면 됩니다.

세계적인 제약 회사인 '글락소'의 임원을 사임하고 알토스로 옮겨온 '할바론'은 확신을 갖고 말했습니다.

"야마나카 신야의 첫 발견 이후 그동안 많은 연구를 통해 세포는 노화를 역행하고 유전학적 시계를 재설정할 수 있고, 수많은 요인으로 인한 세포 손상을 회복할 능력이 있다는 것이 분명하게 밝혀졌다"

이렇게 출범한 알토스 랩스는 회사의 목표가 **노화 역행 치료제**임을 분명히 밝혔습니다.

노화 방지도 아니고 다시 젊어지는 치료제입니다.

아까 말한 유리 밀너라는 천재 투자자가 거금을 투자한 것도 생각 없이 한 것이 아닙니다.

그동안의 투자 성향을 보면, 적어도 자기가 죽기 전에 결과를 내지도 못할 사업에 그 큰 거금을 투자하지 않을 인물입니다.

쉽게 생각해봅시다. 당신 같으면 "1억 투자하면 100억이 될 거야. 대신 200년 뒤에."라고 말하는 사람에게 과연 투자하겠습니까?

어쨌든 그는 1961년생으로 현재 한국 나이로 64세입니다. 기대 수명이 20~30년 남았다고 치면, 적어도 자기가 죽기 전에 이것이 실현 가능하다고 베팅한 셈입니다.

이건 단지 그 사람만의 생각이 아닙니다.

생명 과학계의 많은 과학자들은 공통적으로 아마 앞으로 20년 뒤, 2044년 정도면 노화가 없어지는 시대로 접어들 것이라고 예측하고 있습니다. 즉, 아까 제가 제 이름을 걸고 말씀드린 예측도 근거 없는 막연한 기대가 아니라는 겁니다.

                            ＊

　지금까지 내용만으로도 당신은 유전자 과학에 박식한 사람이 되었습니
다. 어딜 가서 이야기해보세요. 당신만큼 이 분야에 대해 아는 분은 흔치 않
을 겁니다. 아마 술자리에서 이런 이야기를 하면 친구들이 놀라서, 당신을
다시 보게 될 지도 모릅니다.

　이왕 이야기를 꺼낸 김에 당신을 더 높은 레벨의 지식인으로 만들어 드리
겠습니다.

　흔히 약을 개발하면, 사람에게 먹이기 전에 임상 실험을 하는 것은 알고
계시죠?
　"아. 선생님. 저를 바보로 취급하십니까? 그것도 모를까 봐요? 쥐 같은 동
물로 먼저 임상 실험을 하죠."
　"네. 그럼 왜 쥐로 실험을 할까요?"
　"그거야. 쥐는 값이 싸고 구하기도 쉽죠. 결정적으로 쥐는 인간에게 해로
운 동물이잖아요. 실험해서 마구 죽여야죠."
　"… … (어이가 없음), 그렇다면 개나 원숭이는 왜 실험을 할까요?"
　"… … (말문이 막힘, 개나 원숭이는 쥐에 비해 엄청 많이 비쌈)"
　개, 원숭이, 쥐 등등의 동물들은 인간과 같은 종류, 즉 포유류라서 흔히 실
험 대상 동물로 사용됩니다. 바다에 사는 새우나 바닷게로 인간의 치료약을
실험한다는 이야기는 아마 들어보지 못했을 겁니다. 종족이 다르면 작용 원
리가 크게 차이가 나기 때문입니다.
　예를 들어서 유전자를 잘라 붙여서, 닭 같은 조류가 알을 많이 낳게 하는

약을 개발했다고 칩시다. 이 효소를 사람에게 주사한다고 해서 사람이 알을 낳을 리가 없지 않습니까? 종족의 특성이 유전자적으로 많이 차이가 나니, 약이 들어가서 작용되는 게 아주 많이 다릅니다.

그러니 동물 실험은 최대한 사람 유전자에 가까운 동물로 해 왔습니다.

아까 말한 바닷가재는 갑각류라서 사람과는 유전자가 차이가 납니다. 그러니 사람에게 딱 맞는 약을 연구 개발하는 데에는 생각보다 더 오래 걸릴 수도 있습니다.

그 문제는 아래 글을 보시면 됩니다.

*

아까 쌍두마차라고 말한 것을 기억하시죠? 아직 이걸 기억하고 계시는 당신은 다행히 뇌가 아직 젊으신 겁니다.

그럼 알토스 말고 하나는 어딜까요?

아까 알토스에 대한 독자의 농담에 이미 답이 있습니다.

"엥? 선생님. 그거 듣보잡(듣지도 보지도 못한 잡 것) 회사인데요? 뭐 애플이나 구글 급의 재벌 회사나…"

이 대화에서 등장했던 회사, 바로 '구글'입니다.

여러분도 알다시피 구글은 구글 검색을 통해 세계의 데이터가 오가기 때문에 정보 데이터 분석에 능한 회사입니다.

'빅 데이터'를 통해, 요즘 트랜드가 뭔지, 기술 방향이 어느 쪽으로 발전해 가는지 귀신 같이 알아내고 있습니다. 오죽하면 미국 대통령 선거도 구글의 검색 빅 데이터를 분석하면 당선자 예측이 가능하다고 했을까요?

아무튼 정보에 밝은 구글이 이미 일찌감치 이 기술이 실현될 확률과 돈 냄새를 맡고 움직였습니다. 벌써 11년 전인 지난 2013년에 칼리코(Calico)라는 비밀 연구소를 만들었습니다.

'구글'의 창립자와 더구나 '애플'의 의장도 같이 참여하여 만든 이 연구소는 목표가 '인간 수명 500세 시대'를 여는 것이라고 아주 야심찬 목표를 밝혔습니다.

이곳의 주목할 점은 연구 대상이 바로 '벌거숭이 두더지 쥐'라는 겁니다.

바닷가재는 위대한 유전자를 지녔지만, 아까 말했듯 게나 새우처럼 껍질로 싸여있는 갑각류입니다. 우리 인간과는 유전자적으로 차이가 많이 나는 동물입니다. 그러니 아무래도 모방해서 어떤 효소를 만들려면 그 많은 차이를 극복해야 합니다.

그런데 벌거숭이 두더지쥐는 우리 인간과 같은 포유류입니다. 인간의 유전자와 93%정도가 같다고 하니 인간과 매우 흡사한 동물입니다. 무려 93%라니 와우!

이게 얼마나 놀라운 일인지 아마 당신은 모르실 겁니다.

보통 우리 인간들끼리, 즉 당신과 당신의 친구는 유전자가 99.9% 일치합니다. 겨우 0.1%의 차이가 개인마다의 다른 특징을 몽땅 다 만들어 내는 셈입니다. 키, 외모, 두뇌, 성격, 질병 등등.

그러나 다른 동물로 가면 인간과 유전자 일치 비율이 확 떨어집니다.

지구 동물 중에서 가장 인간에 가깝다고 알려진 침팬지는 유전적으로 96% 인간과 유사합니다. 4% 정도만 차이가 납니다. 그러나 침팬지 이외에는 유전자 차이가 심하게 벌어집니다.

소는 80%, 쥐는 단백질 유전자만 85%, 그 외에는 50%정도만 일치한다고 합니다. 닭은 60% 정도가 일치합니다.

"와! 닭 대가리. 닭 대가리. 이런 단어를 많이 쓰는데. 멍청한 닭이 '조류' 인데도 60%면 그래도 '포유류'인 사람 유전자와 그리 크게 차이가 나는 건 아니네요?"

"네. 알려진 바에 의하면 우리가 먹는 바나나도 사람 유전자와 60% 정도 비슷합니다."

닭 유전자가 바나나와 거의 동급인 수준이라니. 하하.

그런데 벌거숭이 두더지쥐가 무려 93%나 사람과 비슷한 겁니다. 다른 종류의 쥐에 비하면 대단히 사람과 유사한 유전자를 지녔습니다. 사람에게는 참으로 반가운 일이 아닐 수 없습니다. 유전자가 비슷하면 비슷할수록, 비슷한 작용의 효소를 개발하기가 더 쉬워지니까요.

아무튼 이 벌거숭이 두더지쥐 역시 위대한 유전자를 지녔습니다. **결코 늙지 않는 장수 능력과 암에도 걸리지 않는 슈퍼 유전자**의 소유자로 늙어서 죽는 일이 절대로 없다고 알려져 있습니다.

일반적으로 쥐 종류는 수명이 매우 짧은데 이 벌거숭이 두더지쥐는 거의 10배 정도입니다. 인간으로 치면 800년을 사는 셈이라고 합니다. 이 800년에 해당하는 수명마저도 다른 이유로 죽는 것이지 노화로 인해 죽지 않는 점은 바닷가재와 동일합니다.

더구나 생명력도 얼마나 끈질긴지, 그 강인한 생명력은 산소가 전혀 없는 환경에서도 드러납니다.

당신이 탄 우주선에 큰 구멍이 났다고 칩시다.

공기가 금방 새어나가 결국 산소가 사라집니다. 이런 환경에서 일반적인 동물은 1분 이상을 견디기가 힘듭니다. 당신도 아마 1분 이상을 견디기 힘들 겁니다.

우리가 물에 잠수할 때 숨을 오래 참는 기록과는 다릅니다. 이건 산소가 충분한 공기를 잔뜩 폐에다 미리 저장을 하고 물에 들어가 숨을 참는 것에 불과하기 때문입니다. 폐에 저장할 산소가 주위에 없는 환경이라면 누구든지 1분 이상을 견디기가 힘듭니다. 특히 쥐는 20여초를 겨우 견디고 죽는다고 합니다.

그런데 이 벌거숭이 두더지쥐는 무려 18분을 견딥니다. 다른 쥐에 비하면 거의 50배를 견디는 겁니다. 게다가 18분이 되어 죽기 바로 직전에, 산소를 우주선에 다시 공급해주면 이 녀석은 언제 그랬냐는 듯 멀쩡히 다시 살아난다고 합니다. 정말로 강인한 생명력을 지닌 동물입니다.

한 마디로 이 녀석은 바닷가재보다 훨씬 위대한 유전자를 지닌 귀하신 몸입니다. 우리가 이 녀석의 신체 능력을 모방할 수 있다면, 노화여 안녕! 암도 안녕! 그리고 좀비만큼 강인한 생명력까지, 와우!

구글은 이 점에 주목해서 9년 전에 연구소를 설립했고 이미 상당한 발전을 이뤘다고 합니다.

이와 관련된 재미있는 일화를 말씀드리겠습니다. 구글의 임원인 '레이 커즈'는 구글 연구소의 개발 정도를 알고, 그 약이 나올 때까지 살아남기 위해서 각종 영양제를 매일 150알을 먹는다고 합니다. 예전에는 250알을 먹던 걸 많이 줄인 거라고 합니다. 150알도 하루 종일 영양제만 먹어도 배가 부를 정도의 양입니다. 상상해보세요. 영양제를 한꺼번에 같이 먹지 못하는 종류들도 많고, 영양제를 먹으려면 물을 마셔야 하니. 당신이 150개의 알약을 먹으려면 얼마나 많은 물을 같이 먹어야 할까요?

아무튼 레이 커즈가 먹는 이 영양제 비용만 1년에 우리 돈 13억 원 어치를 먹는다고 하니 참으로 놀라운 투자입니다. 매달 1억 이상을 영양제에 쓰다니! 1년에 연봉 1억도 안 되는 서민들은 흉내도 못 낼 생활 패턴입니다.

구글 연구소에서 20~30년 내에 약이 개발될 것으로 기대하는 그는 올해 76세입니다. 그의 입장에서는 이보다 더한 돈을 지불하더라도 어떡하든 90대까지 살아남아서 기적의 기술 혜택을 누리고자 할 겁니다. 곧 있으면 진시황제도 못 먹어본 불로초가 나오는데, 그 전에 죽으면 얼마나 억울하겠습니까? 이는 당신도 마찬가지입니다. 반드시 그 전까지 건강하게 사세요.

또 다른 면에서, 이렇게 유전자 꼬리를 복구하는 치료제가 나온다는 것은 단지 우리 인간의 수명이 500세 이상으로 늘어나는 효과만 있는 것은 아닐 겁니다.

성인 몸속의 유전자를 마음대로 고친다는 것은 정말로 획기적인 일이니까요.

아이가 태어나면 대개 부모의 모습을 닮습니다. 그건 유전자에 외모와 관련된 설계도가 있기 때문입니다. 또한 키, 체형 등등 일반적인 신체 조건이 다 있습니다.

이제 새로운 효소를 개발해서 당신의 유전자 설계도를 고치면 어떻게 될까요? 유전자 꼬리를 길게 만들고 원하는 질병을 고치는 시대가 오면 이 기술마저도 이론적으로는 가능합니다.

"저 키는 170cm으로 해주시고, 외모는 블랙 핑크의 '제니'로 해주세요."

"저는 185에 외모는 '이정재'로 해주세요."

이런 주문이 쇄도할지도 모릅니다. 즉 성형 수술이 아니라 유전자 성형입니다. 주사 맞고 나서 시간만 몇 달 흐르면 점점 외모가 변해 가는 거죠. 원하는 모습으로.

게다가 유전자 설계도에는 외모뿐만 아니라 두뇌, 인체 능력까지 모두 포함됩니다.

"저는 아이큐 200에 신체 능력은 축구선수 호나우두로 해주세요."

어쩌면 이런 일까지 생길 지도 모릅니다. 그러나 이건 윤리나 범죄 문제 가능성 때문에 규제를 받아서 쉽게 과학이 접근하지는 못할 영역이 될 겁니다.

그런데 앞에서 유전자 과학의 발전 정도를 아무리 강조했어도, 불로장생의 약이 나온다는 것은 아직까지 믿어지지 않는 분도 계실 겁니다.

예를 들겠습니다. 불과 40년 전만 해도 우리들은 유선 전화를 썼습니다. 집에 있는 유선 전화기의 다이얼을 돌려서 상대와 통화하던 시대였죠.

이때 누군가가 "앞으로 전화기를 선도 연결 안 하고 들고 다녀도 통화가 되고, 내가 모르는 곳에 있어도 어디 있는지 위치도 다 알려주고 내가 가고 싶은 장소가 있으면 사람 목소리가 나와서 길을 척척 안내해준다."고 말하면 100% 정신 나간 사람이란 말을 들었을 겁니다.

마찬가지로 위의 이야기들이 비현실적인 공상 같이 들릴지 모르지만 이론적으로는 얼마든지 실현 가능하며, 이미 과학 기술 발전이 그 근처까지 접근해 있습니다.

"선생님. 저 이제 이 책 더 안 볼래요. 그 주사만 맞으면 거의 불로장생으로 오래 산다잖아요. 주사 하나면 만사가 다 해결되는데. 뭐 하러 시간 들여서 이 책 보고..."

"주사가 아직 안 나왔습니다."

"... ... (말문이 다시 막힘)"

이건 물론 농담이지만, **뼈 있는 농담입니다.**

살아남아야죠. 치료제가 나올 때까지.

그래서 **인류의 가장 찬란한 황금 문명 시대가 열리는 것을 같이 누려야**죠.

진시황은 없는 불로초를 찾겠다고 모든 힘을 다했지만, 당신은 불로초 등급의 약이 나오는 시대의 바로 직전에 서 있습니다.

그러니 구글의 임원 '레이 커즈'가 13억을 쓰는 만큼은 아니더라도 당신도 노력해야 합니다. 영양제도 챙겨 먹고, 운동도 하고, 또 무엇을 해야 하는지 궁금하지 않습니까? 그게 바로 이 책이 이야기하고자 하는 모든 목표입니다.

오래 동안 건강하게 젊게 사는 것. 그 하나를 위해서 무엇을 해야 하는지.

그것을 위해 해야 하는 모든 것과 생명력의 비밀 열쇠.

어쩌면 이것이 어떤 사람에게는 인생의 전환점이 될 지식일 수도 있습니다. 저는 그 어떤 사람이 바로 당신이기를 기대합니다. 이 책을 통해서 당신 자신의 삶을 돌아보고, 젊게 오래 살 수 있는 계기가 되기를 진심으로 기원합니다.

내일도 태양이 존재하는 것은 너무나 명백한 일입니다.

하지만 내일 모레도 당신이 존재한다는 것은 너무나 명백한 일이 아닐 수도 있다고 하면 무섭겠죠? 흠.

하여간 누군가는 오늘도 죽고, 올해가 가기 전에도 수많은 사람이 이 세상을 떠날 겁니다. 우리나라에서만 매년 31만 명이 죽는다고 했습니다. 이건 그 사람이 착하고 나쁨과는 상관없습니다. 열심히 사는 것도 상관이 없습니다. 그 중에 일부는 오랜 시간 병을 앓아서 죽음을 미리 예견하기도 하지만, 상당수는 예고 없이 죽음을 맞습니다.

그러니 왜 죽는지 알아야 합니다. 노화만이 아니라 모든 죽음의 원인을 대비해야 하는 겁니다. 제 책에는 죽음의 원인을 크게 4가지로 봅니다.

복권은 뽑아봐야 알지만, 당신 인생의 끝은 다행히 뽑기 전에 대부분은 징조가 있습니다.

죽음이 오기 전의 징조.

일단 그 중에 하나가 노화였습니다.

노화 치료제가 나오기 전까지는 당신이 노화를 피할 수 없습니다.

노화는 유전자의 꼬리, '텔로미어'의 길이가 짧아지는 것이 중요한 요소라고 했습니다. 이걸 최대한 막는 방법을 찾아야 합니다. 노화 치료제가 나오기 전까지는 이것이 최선입니다.

"선생님. 조금 전까지 불로장생의 장밋빛 황금 미래를 얘기하시다가... 아휴~. 너무 합니다."

인생을 현명하게 살려면, 꿈은 황금 미래에 두고, 현실은 냉정하게 대처해야 합니다.

우선 내 텔로미어의 길이는 얼마나 짧아져 있을까?

이것부터 알아보면 좋습니다. 다행히 이 검사는 이미 시중에 나와 있습니다. 당신은 검색으로 가까운 병원을 찾을 수 있고, 한국에서는 20만원 내외면 간단하게 검사 받을 수 있습니다.

쉽게 말해 신분증 상의 나이가 아니라, 유전자 상의 당신의 신체 나이를 알게 되는 겁니다.

"에이. 제가 차이가 나봐야 제 또래랑 얼마나 나겠습니까?"

당신이 만약 20대라면 거의 차이가 없을지 모릅니다. 그런데 20대가 이 책을 본다는 사실에 저는 당신에게 상을 주고 싶습니다. 20대에 벌써 이런 종류의 책을 본다는 것만으로도 당신은 최고의 인생을 살 자격이 있습니다.

당신이 만약 40, 50대라면 실제로 차이가 많이 생기기 시작합니다.

예를 들어, 미국 학자 '빌 앤드루스'의 사례를 보면 일란성 쌍둥이가 얼마나 신체 차이가 나는지를 극명하게 보여줍니다. 1995년에 '사이언스'지에 인간의 텔로머레이즈 효소 논문을 발표한 그는 일약 생명 과학의 세계적인 석학이 되었습니다.

그런데 그는 일란성 쌍둥이로 태어났습니다. 그래서 그는 자신의 이론을 그대로 적용해서 자신의 몸을 꾸준히 관리했습니다. 일란성 쌍둥이기에 외모도 똑같고 유전자도 거의 같습니다.

"어? 선생님. 일란성 쌍둥이면 유전자가 똑같아야 하는 거 아닌가요?"

아닙니다. 지금까지 알려진 바에 의하면 일란성 쌍둥이도 유전자가 평균 5.2개 정도 다르다고 합니다. 사실 이 정도면 똑같은 것이나 거의 다름없긴 합니다.

어쨌든 텔로미어 길이는 똑같이 타고 났기에, 유전적으로는 동일한 조건으로 늙어가는 셈입니다.

그런데 64세 때 형제인 '릭 엔드루스'는 신체 나이가 70세, 꾸준하게 관리한 '빌 앤드루스'는 신체 나이가 41.5세. 무려 둘 사이에 신체 나이가 30세가 나는 겁니다. 이건 과학적인 텔로미어 길이 검사법으로 수치가 정확하게 나온 결과입니다.

실제 겉보기에도 외모 나이가 너무 차이가 나며, 신체 기능도 빌 앤드루스가 월등하게 젊었습니다.

이제 제가 책 앞부분에서 50대면 신체 나이가 20년 차이가 날 수 있다고 한 것이 실감이 나실 겁니다. 그 때는 텔로미어를 설명하기 전이라 이렇게 자세한 예를 들 수가 없었습니다.

유전자의 꼬리 길이가 이만큼 큰 차이를 만듭니다. 당신도 젊은 '빌 앤드루스'가 되어야 할 것 아닙니까? 설마 나이보다 더 늙은 '릭 엔드루스'가 되고 싶진 아닐 겁니다. 그런데 지금까지는 유전자 꼬리가 짧아지는 걸 느리게 하는 방법만 있지, 멈추거나 역전시키는 방법은 없습니다. 아까 말한 대로.

그러니 꼬리를 잃어버리기 전에 최대한 꼬리를 지켜야 합니다. 꼬리가 없어지는 순간, 당신은 유전자적으로 사망하게 됩니다.

그래서 제가 죽음의 2번째 원인에 대해 <유전자 시간표>를 언급한 겁니다.

책 앞부분에 "10대를 기준으로 사망률을 보면, 20대는 2배, 30대는 약 4배, 40대는 10배, **50대는 거의 30배. 70대는 무려 100배**"라는 글 기억나세요?

이것도 과학의 법칙이 있습니다. 노화의 속도에 따른 죽음의 확률이 평균적으로 인간은 **8년마다 2배**로 늘어납니다. 이걸 **'곰페르츠의 법칙'**이라고 부릅니다.

"네? 곰 패는 법칙요?"

"어? 곰 페르... 츠 입니다."

사람이 곰을 패면 맞아 죽습니다. 그러니 죽음의 법칙, 이름 외우기는 딱 좋네요.

곰페르츠의 법칙에 따르면 인간이 만약 20대에 죽을 확률이 0.1%라면 8년 단위로 2배씩 늘어서 결국 110세는 죽을 확률이 102.4%로 100%가 넘습니다. 그러니 확률적으로는 110세는 무조건 죽는 셈입니다.

그러나 벌거숭이 두더지쥐를 조사해보니 곰페르츠 법칙상으로는 수명이 무한대였습니다. 하~. 부러운 녀석.

그 차이점은 당신도 이제 얼른 대답하실 겁니다. 텔로미어 길이 복원 능력 때문입니다.

그러니 이제 당신도 죽음의 원인에서 <유전자 사망 시간표>를 관리하셔야 합니다.

당신은 노력으로 노화의 차이를 만들 수 있습니다. 그걸 아까 '빌 앤드루스'가 보여줬지 않습니까?

"와! 선생님. 궁금합니다. 빨리 가르쳐주세요. 진짜 노화가 천천히 오는 비결이 있..."

"네. 다음에 가르쳐 드리겠습니다. 이번 파트는 원인에 대해서 알아보는 파트라서."

"… … (시무룩함)"

어차피 뒤에서 자세히 다루겠지만 우선 한 가지만 먼저 말씀해드리겠습니다.

그건 바로 운동입니다.

"네? 운동하면 천천히 늙는다구요?"

원래 진리는 당신의 가까이에 늘 있습니다.

지구력을 강화시키는 운동.

'지구력'하니 설마 지구의 힘이라고 잘못 이해하는 사람은 없겠죠? 지구력은 근력이 오래 버티는 끈기의 힘입니다.

이것이 노화를 지연시키는 데에 강력한 힘을 발휘한다고 알려져 있습니다. 나이가 들어서 근육이 빠지면 빠질수록, 빨리 늙습니다.

그러니 달리기나 근력 운동을 나이가 들수록 더 노력하셔야 합니다. 그러나 단 기간에 너무 무리하면 관절이 망가지니까 조절하셔야 합니다.

'빌 앤드루스'는 젊어서부터 매일 산악 달리기를 무려 16Km나 했다고 합니다. 이건 아마 당신에게는 무리일 겁니다. 일단은 먼저 점심 먹고 걷기라도 실천하시기 바랍니다.

그 외에 더 많은 노화 방지 비결은 뒤쪽 파트에서 자세히 하겠습니다.

그리고 또 중요한 한 가지!

노화를 되돌리는 기적의 약이 나온다고 하더라도 죽음이 사라지는 것은 결코 아닙니다.

이 이후에도 질병이나 사고 등등 다른 원인으로 죽는 사람이 당연히 생길 거니까요. 아까 불멸의 갑옷을 획득한 바닷가재도 다른 죽음의 원인으로 많이 죽는 종족이지 않습니까?

그러니 우리는 또 다른 죽음의 원인에 대해서 알아봅시다.

제
2
장

⊘ 2. 나는 잘못 태어났다. <유전자 시간표 2탄>

죽음의 원인인 '유전자 시간표'가 유전자 꼬리인 '텔로미어' 길이만 있는 것이 아닙니다.

당신을 죽음의 그늘로 인도하는 것이 또 있습니다.

뭘까요?

일단 첫 번째!

만약 당신이 남자라면 정말로 불운합니다.

"오잉? 뜬금없이 무슨 말씀입니까? 제가 남자라서 불행하다고요? 하긴 평생 여자 친구도 없는 불쌍한 남자이긴 합니다만." -모태솔로 남자가

그게 아니라, 남자라서 불행한 이유가 따로 있습니다.

남자들 중에 남자라는 우월감을 지닌 분이 많습니다. 인류 역사를 봐도 그렇습니다.

남성의 신체 구조가 여성보다 강력합니다. 근육의 힘, 체격, 지구력 등등. 원시 시대부터 전쟁과 사냥, 농사에서 생존하기 위해 발달했고 여자는 가정 살림을 하는 역할에 맞춰 발달한 측면이 있습니다.

그러니 바깥 활동을 하는 남자들이 경제와 사회의 주도권을 쥐는 비율이 높았습니다.

그러나 시대가 바뀌었습니다. 요즘은 여성 상위 시대니까요.

"아! 여성 상위 시대라서, 남자가 불쌍하다고 한 거군요. 하긴 요즘은 제가 저를 봐도 불쌍합니다. 여자는 눈도 못 마주칩니다. 제가 쳐다보면 괜히 노려

보는 여자가 많아서...(그 이유는 본인이 거울을 보면 답을 알 텐데. 하하)" - 모태솔로 남자가

아닙니다.

여성 상위 시대와 상관없이, 남자는 유전자적으로 여자보다 안 좋게 태어났기 때문입니다.

"네. 유전자적으로는 남자가 힘도 세고, 체격도 큰데. 왜요?"

아마 당신도 이유가 궁금하실 겁니다.

남자는 타고 나길, 여성보다 빨리 죽을 확률이 매우 높습니다.

이건 남자의 잘못이 아닙니다. 남자는 유전자 단계에서부터 불리하게 타고 난 것 뿐 입니다. 여성은 일단 축복을 더 받고 시작한 인생입니다.

앞에서 제가 말한 평균 기대 수명을 기억하십니까?

83세. 정확히 말하면 83.5세인데 그 중에서 여성은 86.5세이고 남성은 80.5세입니다.

전 인구의 절반이 타고난 성에 따라서 수명이 무려 6년이나 차이가 납니다. 남성은 딱 80세 턱걸이에서 죽지만, 여성은 80대 후반까지 견딘다는 말입니다. 노년에서의 6년은 꽤 큰 차이입니다.

그런데 이건 사람에게만 나타나는 현상이 아닙니다.

2020년에 호주의 한 연구팀이 무려 229종의 생물을 대상으로 성 염색체를 조사했습니다. 그 결과 암컷이 수컷보다 평균 17.6%나 더 오래 산다는 사실을 밝혀냈습니다. 우주의 창조주가 생명을 창조할 때 남성보다 여성을 더 우대하기로 작정한 모양입니다.

과거에는 남성이 사냥의 위험, 전쟁의 위험, 또는 바깥에서 강도 높은 노

동을 하기 때문에 통계적으로 평균 수명이 낮을 것이라고 추측하던 시대도 있었습니다. 하지만 외부 환경이나 생활 패턴과 아무런 상관없이 애초에 설계도 단계에서 불리하게 창조되어진 것이라고 밝혀졌습니다.

왜 그럴까요?

남자와 여자의 구별은 어떻게 다른지 아세요?

"흐미. 그걸 물어보시다니? 그거야 남자는 앞에 달린 게 있고, 여자는 없지요. 대답을 하는 내가 부끄러워서 얼굴이 다 화끈거리네. 아이쿠." - 어느 50대 아줌마가

"당연히 그걸 묻는 게 아니죠. 유전자적으로 남여 구별 말입니다."

"유전자? 설마 남자는 유전자에도 고추가 달렸나요? 유전자는 제가 친한 놈이 아니라서 몰라요."

아마 많은 분은 제가 말을 안 해도 정답을 아실 겁니다.

남자는 XY, 여자는 XX.

여자는 같은 X만 두 개지만 남자는 X에 특이하게 Y가 달렸습니다. 그러고 보니 남자는 유전자에도 고추처럼 뭔가 달렸다고 볼 수도 있겠습니다. 하하.

아무튼 이건 성 염색체입니다.

남자가 빨리 죽는 진짜 이유는 여기 있습니다. 남성의 상징인 Y염색체가 나이가 들면 점차 사라지기 때문입니다.

"어쩐지? 우리 남편은 나이가 들수록 남자 구실을 못 하더라니까요! 호호."

이런 생각을 떠올릴 아줌마도 계실 겁니다.

남자는 세포에서 점차 Y염색체가 사라지면서 근본적인 생명력이 쇠퇴합니다.

2019년 영국의 연구 결과, 70세가 되면 남성의 43.6%가 일부 혈액세포 중 Y염색체가 사라진다고 합니다. 과학자들은 남성의 노화과정에서 Y염색체가 사라지는 현상이 남성이 여성보다 단명하는 주요 원인이라고 추측합니다.

이걸 예방할 수 없냐구요?

불행하게도 현재까지는 없다고 합니다. 유일하게 알려진 관련 인자는 흡연입니다.

즉, 담배 피는 남자가 더 빨리 늙는다는 겁니다. 그 외에는 아직 미스터리입니다.

<유전자 시간표> 중에 <남자가 빨리 죽는 유전자 시간표>만 있는 것이 아닙니다. 곳곳에 또 다른 <유전자의 사망 시간표>가 숨어 있습니다.

가령 조상이나 특히 부모님이 암, 중풍, 심장병 등을 앓았다면 당신의 유전자에 그 시한폭탄이 숨겨져 있을 확률이 높습니다.

예를 들어 유방암을 보겠습니다. 가족력이 있는 경우는 발병 확률이 2배 정도가 높아집니다. 특히 유전적으로 생기는 유방암에는 'BRCA1'로 불리는 유전 인자가 있습니다.

이게 있는 사람은 평생 유방암에 걸릴 확률이 87%, 난소암이 생길 평생 위험도는 50%입니다. 유방암에 걸릴 확률이 87%라면 10명 중에 1명 빼고는 거의 다 걸린다는 뜻 아닙니까?

이 유전자를 가진 분은 태어나는 순간부터 유방암의 시한폭탄이 째깍째

깍 진행 중입니다.

미국의 유명한 배우, '안젤리나 졸리'라고 아십니까?

여러 히트작에 출연한 그녀는 어느 날 갑자기 유방을 다 잘라냈습니다. 아무런 병도 없는데 멀쩡한 유방을 잘라내는 수술을 받았습니다. 유방암 시한폭탄인 'BRCA1'를 검사에서 발견했기 때문입니다.

"유감스럽지만 당신의 유전자가 유방암을 일으킬 확률이 87%, 난소암을 일으킬 확률도 절반입니다."

의사의 설명을 들은 그녀는 결단을 내렸습니다. 2013년에 유방을 다 잘라냈고 2015년에는 난소를 제거했습니다.

그 당시 일반인의 반응을 보니, 안젤리나 졸리가 미쳤다는 겁니다. 아름다운 가슴이 매력적인 여배우가 아무런 병도 없는데 쓸데없는 걱정으로 유방을 싹둑 잘랐다는 겁니다.

그러나 제가 보기엔 그녀는 가장 훌륭한 대처를 한 겁니다. 시한폭탄이 눈앞에 보이지 않는다고 해서 없다고 여기면 언젠가는 큰 화를 당하는 법입니다. 지금까지의 기술로는 절제술 말고는 암 예방법이 없다고 합니다.

다행히 이런 시한폭탄 유전자는 검사로 미리 알 수가 있습니다.

암 뿐만 아니라 다른 병도 미리 알 수 있는 것들이 있으니, 당신도 그런 검사를 받아보는 것이 현명합니다.

BRCA1 유전자는 여성의 1000명 중에 5명 정도가 지닙니다. 한국 여성 2500만 명 중에 12만5천명이 이 시한폭탄을 몸에 지니고 있는 겁니다.

☑ 3. 세포 파괴자. 숨 쉬는 만큼 죽는다.

노화의 세 번째 원인. **<세포 파괴>**입니다.

"에? 선생님. 노화의 원인이 유전자 말고 또 있다구요? 뭐 이래 많습니까? 제가 이 책을 무슨 유전자 자격증 따려고 산 것도 아닌데."

하하. 이게 마지막입니다. 그것도 간단합니다.

혹시 당신은 숨 쉬는 만큼 늙어가고 있다는 것을 아십니까?

"아이쿠! 선생님. 잘 알죠. 제가 숨만 쉬어도 시간이 가는데. 당연히 숨 쉬는 만큼 늙겠죠?"

사실 제가 이야기하고 싶은 것은 이런 농담이 아닙니다.

인간은 산소가 없으면 1분을 못 버틴다고 했습니다. 정확히 말하면, 1분을 못 버티고 죽어가기 시작한다는 것이지 1분 만에 바로 죽는다는 뜻이 아닙니다.

심장이 정지해서 생명이 버틸 수 있는 골든타임이 4분으로 알려져 있습니다. 즉, 뇌로 혈액 공급이 중지되고 4분이 지나면 죽음이 시작됩니다. 6분이 경과하면 뇌의 곳곳이 죽고 10분이 지나면 뇌사 상태가 되어 되돌릴 수가 없습니다.

혈액 공급이 끊기면 이렇게 빨리 죽는 이유는 우리가 숨을 쉬는 이유와 동일합니다.

바로 산소 공급입니다.

우리가 이왕 죽음의 원인을 이야기하니 이쯤에서 중요한 요소를 짚어보겠습니다.

사람이 생존하려면 외부에서 공급되어야 하는 것으로 공기, 물, 음식을 빼놓을 수가 없습니다.

만약 당신이 갇히면 이것들이 공급이 얼마나 되는가에 따라서 생존 기간
이 달라집니다.

어느 건물이 무너져 지하에 갇혔는데 다행히 물은 흘러내린다. 공기도 통
한다. 그렇다면 당신은 구조대가 올 때까지 버틸 수 있는 확률이 매우 높습
니다. 그러나 물마저 없다. 상당히 위험한 상황입니다. 만약 공기가 통하지
않는다. 그렇다면 구조대가 오기 전에 버티기는 거의 불가능합니다. 물론
공간 크기에 따라 여유 공기의 양이 다르기 때문에 상황은 달라집니다.

탄광이 무너져서 공기가 통하지 않는 상황을 보겠습니다.

공기는 산소가 소진되기 직전이라도, 산소 농도가 바깥 환경보다 낮으면
의식을 잃고 쓰러져서 사망에 이릅니다. 그게 얼마나 될까요?

우리가 사는 공기의 산소 농도는 21%입니다. 그런데 단 1%만 차이가 나
도 건강에 엄청나게 크게 작용합니다.

<산소와 건강>

산소가 1~2%만 부족해도 인체는 타격을 받습니다. 산소 농도가 19.5%
일 때부터 집중력이 떨어지고 두통이나 구토가 발생합니다.

장기간 산소가 부족한 환경에 지내면 중풍, 심장병, 동맥경화, 천식이 발
생할 확률이 높아집니다.

당신은 이런 공간에 장기간 있을 일이 없다고 생각하면 오산입니다.

출퇴근 시간의 지하철 산소 농도는 19.4%, 밀폐된 자동차 내부는 18%
로 측정된 실험이 있습니다. 그러니 밀폐된 집이나 차 안의 환기가 얼마나

중요하겠습니까?

특히 산소 농도가 조금만 올라가도 뇌의 집중력이나 기억력 등이 훨씬 좋아지니, 두뇌를 많이 활용하는 직업이나 학생들에게는 더욱 환기가 중요합니다.

환기와 산소 농도 1% 차이가 건강관리의 시작점입니다. 환기가 어떤 의미가 더 있는지는 뒤에 자세히 다룹니다.

그런데 만약 밀폐된 지하실에 있어서 산소가 줄어들게 되면 어떻게 될까요?

산소 농도가 16%만 되어도 머리가 깨질 듯이 아프고 심장이 빠르게 뛰며 구토가 생기기 시작합니다. 평소보다 겨우 4분의 1이 줄었을 뿐입니다.

산소 농도가 10%로 떨어지면 의식을 잃고 죽어갑니다. 평소의 절반 수준입니다.

산소 농도가 8%일 때는 7~8분 이내에 사망합니다.

당신이 산소 농도가 6%인 맨홀 아래로 들어간다면 순식간에 쓰러져 온몸에 경련을 일으키고 6분 정도면 사망합니다. 산소 농도 6%인 공간이면 인체의 입장에서는 공기가 하나도 없는 것과 같은 상태입니다.

그러니 밀폐된 좁은 지하실에서는 사람이 얼마 버티지 못 합니다.

그럼 물은 어떨까요?

사람은 물 없이도 3일은 견딘다고 알려져 있습니다. 물론 사람의 건강상태에 따라 달라집니다. 물 없이 버틴 한국 최고 기록은 삼풍 백화점이 무너졌을 때 일어났습니다.

19세의 박승현은 음식은 물론 물 한 방울도 먹지 못하고, 17일 만에 비교적 건강하게 구조됐습니다. 물을 먹지 않고 무려 17일을 버틴 겁니다.

세계 기록은 1979년 오스트리아의 18세의 '안트레아 마하베츠'가 세운 18일입니다. 단 하루 차이니, 박승현도 인간의 최고 한계까지 버틴 겁니다.

이렇듯 물이 없으면 18일 이상을 버틸 수가 없고 일반인은 10일도 버티기 힘듭니다.

그렇다면 음식은 어떨까요?

먹는 음식이 끊기면 사람이 버티는 한계는 그 사람이 얼마나 살이 찐 상태인가에 따라서 크게 달라집니다. 아주 뚱뚱한 사람은 이 때 뱃살이 훌륭한 비상식량 역할을 해 주기 때문입니다.

세계에서 가장 오래 단식한 사람은 스코틀랜드 출신 '앵거스 바비이리'라는 사람입니다. 그는 1965년 6월 단식을 시작해 이듬해 7월까지 무려 382일간 단식을 했습니다.

세상에! 음식 없이 1년 이상을 버틴 겁니다.

얼마나 뱃살이 많았으면 이렇게 오래 버텼을까요? 사실 이 사람이 단식을 한 이유도 살을 빼기 위해서였습니다.

214kg이던 몸무게가 80kg으로 줄었다고 합니다. 무려 134Kg을 감량한 겁니다.

그러나 엄밀히 말하면 이 사람은 완벽히 음식을 끊은 것은 아니었습니다. 물은 기본이고 홍차나 커피, 소다수 등의 음료수를 마셔서 비타민, 전해질 등을 섭취하며 버텼습니다. 가끔 약간의 우유와 설탕까지 섞어 먹었다고 합니다.

그러니 일반적인 식사를 하지 않았다는 것이지 조금의 칼로리 보충은 하면서 버틴 겁니다. 그래도 극도로 제한을 했기 때문에 굶은 것과 다름없다고 인정받은 세계기록입니다.

원래는 단식을 하더라도 물만 먹어서는 안 됩니다.

세계적으로 히트 친 '오징어 게임'이란 드라마는 당신도 알 겁니다.

만약 당신이 납치되어서 오징어 게임처럼 상대방과 내기 게임을 해서 살아남아야 한다고 칩시다. 당신이 상대와 겨뤄야 하는 종목은 단식입니다. 주최 측에서는 음식을 못 먹게 하고 물만 제공합니다. 당신이 상대를 이기고 살아남기 위해서 꼼수를 쓴다면 반드시 준비해야 할 것이 있습니다.

그건 소금입니다.

전날 식당에서 식사할 때 몰래 소금을 훔쳐서 옷깃에 숨겨갖고 들어가면, 당신이 이길 확률은 압도적으로 높아집니다.

왜냐하면 단지 물만 먹는 사람에 비해 소금을 먹으면 견딜 수 있는 기간이 적어도 몇 배는 늘어나기 때문입니다.

이유는 몸의 균형입니다.

인체의 물은 순수한 물로 되어 있지 않습니다. 소금물입니다.

당신이 아파서 병원에 가면 아마 링거액을 놓아줄 겁니다. 이 링거액이 생리 식염수라는 것은 상식으로 아실 겁니다.

체액이 적당한 **소금 농도를 유지**하지 못하면 급격히 기능이 떨어지고 사망합니다. 의학적으로 말하면 인체 체액의 **<전해질 균형>**이 깨어지면 급격하게 건강이 나빠져 사망에 이릅니다.

그래서 물도 한꺼번에 많이 먹으면 치사량이라는 것이 있습니다.

"예? 선생님. 물을 한꺼번에 많이 먹으면 죽는다구요? 설마?"

예. 그 양도 6리터에 불과합니다.

성인 70kg 체중 기준으로 단 시간에 물 6리터를 몰아서 마시면 사망합니다. 실제로 물 마시기 대회에서 우승한 사람이 그 다음날 사망한 사례가 있습니다. 그 사인은 소금 농도의 붕괴로 인한 것이었습니다.

물 6리터면 가정집 생수 2리터짜리 3병입니다. 이걸 단시간에 먹으면 죽는다니 세상의 죽음 위험은 너무 가까이 있는 것 같지 않습니까?

그러니 오래 단식하는 사람이 꼭 섭취해야 하는 것은 소금입니다.

실제로 체중을 줄이기 위해서 단식하는 사람이 소금을 적당히 섭취하지 못해서 건강을 망친 사례도 많았습니다. 그러니 체중 감량 단식에는 소금과 미네랄, 비타민을 꼭 먹어야 합니다.

이것이 382일 동안 세계 최장 단식 기록을 세운 '앵거스'가 중간에 소금과 소량의 뭔가를 섭취한 이유입니다.

어쨌든 지하에 갇혀서 음식이 끊기는 이러한 위기 상황은 조건에 따라 차이가 많기 때문에 객관적인 기록은 의미가 없습니다. 다만 당신이 소금도 없이 완벽히 물만 먹는 상황이라면 한 달을 버티기가 힘들 겁니다. 물론 당신이 얼마나 살이 찐 상태인지에 따라서 달라집니다.

"오! 제가 살쪘다는 사실이 이렇게 기쁘기는 처음... "

"당신은 지하실에 갇히지 않았습니다."

"아. 네. 기뻐할 이유가 없군요. 흑흑. 그래도 조금만 기뻐하도록 내버려 두시지. 살찐 걸 평생 자랑스러워한 적이 없는 몸인데."

이야기를 다시 산소로 돌려 보겠습니다.

당신이 숨만 쉬어도 늙는다고 한 것은 이것, 산소와 밀접합니다.

산소가 생존의 필수인데, 왜인지 설명하라고 하면 "어?"하고 버벅거릴 사람이 많습니다.

"산소가... 들어가서 뭘 하지? 호흡에 필요하긴 한데요."

이건 생화학이나 의학을 공부한 분이 아니면 알기 힘듭니다. 그러나 축하드립니다. 이제 당신도 그 지식인 대열에 합류할 거니까요.

일단 인터넷에 <TCA회로>라는 것을 검색하면 복잡한 그림을 구경하게 될 겁니다.

"서... 서... 선생님. 무슨 회로요? 전자 제품도 아닌데 몸에 회로가 있어요? 오래 살기 위해서 이런 회로까지 제가 공부해야... 하나요?"

"물론! 하실 필요가... 없습니다!"

전문적인 학문에 대해 몰라도 당신이 장수하는 데에 지장이 없습니다. 그러니 이상한 회로 이름 따위는 절대로 기억하지 마세요. 만약 그래도 이 책을 덮고 나서 회로 이름이 생각난다면 당신은 엉뚱하게 기억력이 좋은 사람입니다. 하하.

산소가 몸에서 무슨 작용을 하는지는 줄거리만 알아도 됩니다.

"불이야!"

대형건물에 큰 화재가 났습니다. 불은 어마어마한 열을 내뿜으며 더 커집니다. 여기에서 불은 **<물질이 타들어가는 과정>**이라는 것은 3살 꼬마도 알 겁니다.

같은 이 장면을 화학자들이 본다면 어떻게 말할까요?

"저런! 초대형 물질이 산소와 끔찍하게 빨리 결합하고 있구나. -화학자 A"

"그러게. 저 산화 과정을 누가 빨리 지연시켜야 할 텐데. -동료 화학자 B."

하하. 같은 한국 사람인데도, 일반인이 들으면 저들이 무슨 말을 하는지 이해 못 할 겁니다.

<산소와 결합>, <산화 과정>.

둘 다 같은 말입니다. 불이 난다는 것은 화학적으로 <물질이 산소와 결합하는 과정>입니다. 이걸 줄이면 <산화>입니다.

인체 바깥의 불은 산소가 물건과 결합해서 재만 남기고 열을 발생시키는 것인데, 호흡을 통해서 몸에 들어온 산소도 마찬가지 작용을 합니다.

<산소>가 들어와서 <음식>을 불태워 에너지로 전환시킵니다.

이게 요약한 줄거리입니다.

하지만 단순하게 말하면, 불만을 가질 지식인을 위해 조금 전문가 같게 바꿔보겠습니다.

— 폐로 들어온 산소는 피를 타고 세포로 운반됩니다. 세포 내에는 음식이 분해되어 생긴 포도당의 당분도 들어옵니다. 세포에서 만난 **산소는 당분을 불태워 에너지**('ATP'라 불리는 세포 에너지)로 바꾸는 작용을 합니다. —

(세포에는 세포 발전소인 '미토콘드리아'라는 것이 있습니다. 여기에서 산소를 이용해 에너지를 만드는 이런 작업을 진행하는데 그게 아까 말한 'TCA 회로'입니다. 산소의 90%는 이 작업에 이용되고 나머지 10%는 단백질 효소를 만든다든지 다른 작업에도 활용됩니다. 그러나 이건 당신이 몰라도 되는 심각한 전문 지식입니다. 지나친 지식은 당신의 뇌 건강에 나쁠 수도 있으니 즉각 잊어버리세요. 하하.)

(소화)

음식 → → → → → **포도당** + 산소 → → → **에너지**

참. 쉽죠? (흑흑. 저도 더 쉽게는 설명 못합니다. 양해해 주세요.)

사람이 호흡을 통해 산소를 얻는 이유는, 음식의 당분을 세포에서 불태워 에너지로 바꾸는데 쓰기 위해서입니다.

문제는 이 과정에서 산소 중에 에러가 생기는 놈들입니다.

일명 <흥분한 산소>.

이 과정에서 <정상적인 산소>에 <전자> 하나가 더해져 <흥분한 산소>가 간혹 생깁니다.

"에~이. 선생님. 무슨 산소가 동물입니까? 흥분하게요? 책이 잘 나가다가 산으로 가네요."

하하. 산소가 왜 흥분했냐구요?

"와! 이거 들어오니 전기처럼 짜릿하잖아! 흥분돼! 흥분돼! 그런데 짝이 안 맞아! 전자가 더 필요해!"

전자 하나를 받아들이면 산소는 이렇게 미친 듯 광분합니다.

전자의 짝이 맞지 않는 산소는 아무 것에나 달라붙어서 전자를 더 뺐으려고 합니다.

이 흥분한 산소를 요즘 유식한 말로 **<활성 산소>**라 부릅니다.

"아! TV에서 말하던 '활성 산소'는 '흥분한 산소'였구나."

활성 산소는 세포 주변에 마구잡이로 달라붙어서 단백질을 파괴하고 유

84

전자도 파괴합니다.

그러니 활성 산소가 많아지면 세포 전체가 파괴됩니다. 이렇게 해서 인체 조직에 여러 **염증**이 생기고 **암**도 발생합니다.

그런데 애초에 산소가 왜 몸에 들어왔습니까? 에너지를 만들기 위해서입니다. 활성 산소는 산소를 이용하는 과정에서 어쩔 수 없이 생기는 에러입니다.

그러니 우리가 격렬하게 운동을 해서 호흡을 많이 할수록, 산소를 많이 소모하고 활성산소의 발생 빈도도 높아집니다. 그래서 아까 <숨만 쉬어도 당신은 늙는다.>라고 표현한 겁니다.

"에? 선생님. 운동이 유전자의 노화 예방에 좋다고 하셨잖아요?"

맞습니다. 운동은 노화 예방에 좋습니다. 그런데 운동으로 숨을 많이 쉴수록 활성 산소가 늘어서 노화도 촉진하는 딜레마에 빠집니다. 이젠 어떻게 해야 할까요?

그 해답은 다음 파트에 나올 겁니다.

"에이. 아무리 그렇지만 건강을 위해 운동을 하는 것이 요즘 상식인데. 뭔가 이상합니다."

활성 산소 이야기는 공감하지만 그래도 아직 안 믿어지는 분이 계실 겁니다.

혹시 **<모든 동물은 평생 같은 심장 박동 수를 지닌다.>**는 이론을 아십니까?

무슨 소리인지 어리둥절하죠? 동물의 종과 상관없이 예를 들어 1억 번이라 치면, 빨리 심장이 뛰는 종류는 빨리 1억 번을 달성하니 그만큼 빨리 죽는다는 이론입니다.

이 이야기는 단지 추측이나 학설이 아닙니다. 오랜 연구 조사로 밝혀진 과학적인 사실입니다.

쥐는 심장 박동이 1분에 몇 회나 뛸까요?

사람은 정상 맥박 수가 1분에 60회~100회입니다. 평균적으로는 70~80회가 가장 많습니다.

대략 1초에 한번 보다 살짝 빨리 뛰는 셈입니다.

그런데 쥐는 심장 박동이 1분에 400회를 뛴다고 합니다. 1초에 3회 이상 뛰는 것이니 얼마나 빠른지 알 수가 있습니다. (쥐도 종류마다 달라서 평균 300회 뛰는 쥐도 있습니다.)

이렇게 빨리 뛰는 쥐의 평균 수명은 3~5년입니다.

심장이 1분에 무려 1500번씩 뛰는 땃쥐의 수명은 2년입니다.

그에 비해 코끼리는 매우 느리게 뛰는데, 1분에 30회 정도라고 합니다. 코끼리는 평균 수명이 75년입니다.

그래서 자연에서 사는 포유류는 1분당 심박수에다 평생 수명을 곱하면, 그 결과로 놀랍게도 평생 심박수가 15억 번으로 동일하다고 합니다. 이것은 '심장박동 총량의 법칙'이라 불립니다.

포유류가 빨리 심장이 뛰게 행동하면 그만큼 수명을 단축시킨다는 의미입니다.

이는 꼭 포유류뿐만 아니라 다른 동물도 마찬가지입니다. 참새같이 빠른 맥박수를 가진 동물은 수명이 짧고, 거북이처럼 느린 심박수를 가진 동물은 평균 수명이 길다고 합니다.

사람도 마찬가지입니다. 분당 심박수가 90회 이상으로 빠른 사람은 심박

수가 60~69회로 느린 사람에 비해 사망률이 2.7배 높다고 합니다.

그나마 다행이라면 현대인의 심박수는 이 법칙을 벗어나 25억 번에 이릅니다. 이건 인간이 자연 법칙을 벗어나도록 해준 과학과 의료 기술 덕분일 거라고 학계에서는 추측합니다.

심박수뿐만 아닙니다.

호흡수도 그러합니다. 모든 포유류의 평생 호흡수는 약 1경(1000조의 10배)번으로 비슷하다고 합니다. 호흡 속도가 느린 동물은 수명이 길고, 호흡 속도가 빠른 동물은 수명이 짧습니다.

그래서 동양의 장수법은 호흡을 깊고 느리게 하는 것이 주를 이룹니다. 이것이 근거 없는 것이 아니라 자연을 모방한 과학이라는 것이 증명된 셈입니다.

그런데 운동을 하면 호흡이 빨라지고 심장 박동이 빨라집니다. 이 법칙대로 라면 수명이 단축되는 행위입니다. 어떻게 해야 할까요?

운동이 건강에 좋은 건지 나쁜 건지 헷갈리실 겁니다.

어쨌든 **세포 파괴자의 주범**은 <활성 산소>라는 놈입니다. 인체에서 산소를 이용하면 이용할수록 많이 생성됩니다. 하지만 다른 요인에 의해서도 많이 발생합니다. 뭘까요? 힌트를 드리자면, 이번의 세포 파괴자는 **외부에서 인체를 공격하는 놈**입니다.

"선생님. 외부에서 인체를 공격하는 거라면 '물리적 타격' 같습니다. 예를 들어 차 사고가 나면 우리 몸이 왕창 망가지지 않습니까? 어디에 부딪히거나 넘어지거나 하는 타격이 세포를 망가트릴 것 같습니다."

당신도 이런 생각을 하셨다면 매우 훌륭합니다. 적어도 낙제는 아니니까요. 하하.

살면서 이런 일이 얼마나 흔할까요? 더 흔하게 우리 인체를 망가트리는 주범 3놈이 따로 있습니다.

"주범 3놈? 그렇게 우리 몸을 망가트리는 놈들이 많나요?"

'자외선', '방사선', '독소'입니다.

'독소'는 바로 이해할 겁니다. 독소라는 단어 자체가 몸에 독이 되는 요소니까요.

그러나 자외선이 뭐 그리 해로울까? 피부 노화에는 안 좋긴 하지만. 방사선은 또 그리 흔한가? 이런 의문을 가질 겁니다.

자외선은 해만 뜨면 당신을 늘 찾아오는 존재입니다. 구름이 가려서 괜찮은 날이라고요? 하지만 구름이 가려져 있어도 우리의 눈에 띄지 않게 대량으로 찾아옵니다.

피부에 가장 해로운 것이 자외선입니다. 피부암 원인의 절대 1위.

당신이 나이가 들어 얼굴의 주름을 보며 속상해 할 때, 주름을 만든 원인 1위도 자외선입니다. 보기 싫은 검버섯도 자외선이 당신에게 주는 선물(?)입니다.

이 자외선은 피부에 의해 막히기 때문에 이렇게 피부만 상하는 것이지 만약 당신의 피부가 유리처럼 투명 피부였다면 우리 몸의 세포는 전멸할 겁니다.

자외선 소독기로 세균, 바이러스를 몽땅 죽이는 걸 떠올려보세요. 세균도 세포입니다. 유독 사람 세포만 강해서 자외선에 견딜까요? 천만에 말씀입니다. 10분만 지나도 몽땅 죽습니다.

당신의 피부가 유리처럼 투명하지 않고 자외선을 막아주는 것이 얼마나 천만다행입니까?

바로 자외선을 맞이하는 피부와 눈은 직격탄을 맞습니다. 눈은 자외선에 타격을 받아서 백내장이 잘 생깁니다.

구름이 낀 날은 자외선이 없을 것이라 생각하기 쉽습니다. 하지만 구름이 흡수하는 대부분은 적외선입니다. 자외선의 상당부분은 레이저처럼 구름을 뚫고 지상까지 내려옵니다.

옅은 구름의 경우 자외선 투과율이 무려 80%에 달한다고 합니다.

(정확히 말하면 살균에 쓰는 치명적인 자외선은 오존층이 막아줘서 약한 자외선만 당신에게 도달합니다. 그것만으로도 충분히 해로우니 평소에 방어해야 합니다.)

'방사선'과 '독소'에 대해서는 다음 파트에서 자세히 말씀드리겠습니다.

마지막 내용으로, 내부에서 당신을 파괴하는 놈들이 더 있습니다.

당신이 먹는 <음식>과 <스트레스>로부터 비롯되는데, 뒷부분에서 말씀드리겠습니다.

3 죽음의 셋째 원인 - 환경

지구가 망가지면 당연히 다 죽습니다. 영화의 소재로도 쓰이는 소행성이 정말 날아와서 지구와 충돌하게 되면 거의 인류가 전멸한다고 합니다. 마찬가지로 전면적인 핵전쟁이 일어나도 인류가 전멸할 겁니다.

그러나 소행성 충돌이나 3차 대전은 당신 평생에 마주치기는 힘듭니다.

오히려 당신이 매일 접하는 환경에서, 죽음의 손길이 되어 당신을 향하는 것들이 훨씬 많고 다양합니다.

환경에는 바깥에서 오는 세균이나 방사선, 독소 모두 포함됩니다. 당신을 완전 분노하게 한 어떤 사람의 말 한 마디 또한 외부 환경입니다.

냉정히 말해 현실적인 죽음의 원인은 '노화'와 '환경', 두 가지로 봐도 됩니다.

공기가 없는 화성에서 환경을 극복하고 살아남을 수 없듯이, 주위를 둘러싼 환경의 위력은 노화보다 훨씬 치명적입니다. 미세 플라스틱의 재앙이라든지, 당신이 바다에 사느냐 산에 사느냐에 따라 당신의 수명이 많이 달라집니다.

이는 중요한 이야기가 많아서, 뒤의 파트에서 다루겠습니다.

4 죽음의 넷째 원인 - 운명

죽음의 네 번째 원인인 '운명'에 대해서 이야기하겠습니다.

앞에 말한 죽음의 원인은 무방비, 노화, 환경이었습니다. 이걸 보고 당신이 열심히 관리한다고 칩시다.

당신이 무방비하지 않고 노화에 대응하고, 환경을 좋게 만들어도 죽음은 사고처럼 찾아올 수 있습니다.

또 다른 죽음의 변수는 바로 <사고>입니다.

예상치 못했던 사고로 죽는 경우는 너무 흔합니다. 교통사고가 일반적이긴 하지만 현실에서는 다양한 사고들이 일어납니다. 계단에서 넘어져서, 빗길에 미끄러져서, 욕실 바닥에서 미끄러져서, 누군가가 때려서. 심지어는 하늘에서 떨어진 벼락을 맞고 죽는 경우도 제법 있다고 말씀드렸습니다.

"선생님. 기억납니다. 길가다 넘어져 죽을 확률이 2만분의 1, 야외에서 번개에 맞아 죽을 확률은 20만분의 1. 욕실에서 넘어져 죽는 확률도 80만분의 1."

네. 길가다 넘어져 죽을 확률 2만분의 1에 우리 인구수 5천만 명을 곱하면, 우리나라에서 2500명은 길에서 넘어져 죽는다는 겁니다.

이렇게 사건 사고의 죽음의 덫은 당신 주변을 늘 맴돕니다.

세상에 우연은 없습니다. 당신에게도 그 죽음의 확률이 있는 한, 확률의 뽑기가 항상 추첨 중입니다. 그 확률의 뽑기에는 보이지 않는 손길이 개입합니다.

혹시 당신이 아무리 로또를 사도 1등에 당첨되지 않는 것이 하늘의 장난같이 느낀다면, 당신이 **<지금 살아있는 것>** 또한 **<하늘의 운명이 로또 당첨 대신 당신에게 베푸는 선물>**이라 생각하길 바랍니다.

하늘은 당신을 세상에서 없애기보다 살아남도록 돕고자 한다고 봅니다. 당신이 세상에 태어난 것 자체가 하늘의 큰 축복 덕분이니까요. (더룰 리치편 내용 참고)

당신이 아직 살아 있는 것도 어쩌면 과거에 죽을 고비를 넘게 해 준 하늘의 덕택일 수도 있습니다.

저도 어릴 때 물놀이를 하다 물에 빠져 죽을 뻔한 고비가 두 번 있었습니다. 어른이 되어서는 제가 모는 자동차가 겨울 산 속 빙판길에 미끄러졌습니다. 차가 몇 바퀴를 빙빙 돌다가 낭떠러지로 떨어지기 직전 몇 센티 앞에서 멈췄습니다. 그게 제 행운이었던 것 같습니다.

행운.

흔히 사람들은 사건 사고로 인한 죽음을 자신과는 먼 이야기로 생각하는 경향이 있습니다.

당신은 평소에 번개에 맞아 죽을 거라고 걱정해 본적이 있습니까? 아닐 겁니다.

번개에 맞아 죽을 확률이 20만분의 1이니 엄청 드문 것도 사실입니다. 로또 1등 당첨되는 것이 당신 평생에 없듯이 번개 사망 또한 끝까지 없을 겁니다.

그렇지만 이러한 사건 사고를 우연으로만 치부하기에는 희한한 일이 많습니다.

'로이 설리번'

기네스북에 등재된 미국인으로 7번이나 번개를 맞고 살아난 사람입니다. 1번도 아니고 무려 7번을 번개에 맞다니 참 황당한 경우입니다.

"와! 번개. 우르르 쾅쾅, 소리만 요란했지, 생각보다 무서운 건 아닌가 봐요. 7번 맞아도 사는 걸 보니. 번개 이젠 안 무서워요."

이렇게 생각하면 오산입니다. 번개는 엄청나게 강력한 전류입니다. 가정용 220볼트 전류에도 죽는 사람이 제법 있다는 걸 떠올려 보세요. 번개 맞고 살기는 쉽지 않습니다.

번개의 강력함은 일본의 '니시호타카타케' 지역 사고로 충분히 알 수 있습니다. 비가 올 때 일렬로 하산하던 55명에게 번개가 쳐서 다수가 맞았습니다. 정통으로 맞은 11명은 즉사하고 비켜 맞은 24명은 크게 다쳤습니다. 이처럼 번개를 정통으로 맞으면 거의 즉사합니다.

그러니 번개를 무려 7번이나 맞은 것도 신기하고, 맞을 때마다 멀쩡했다는 것도 신기한 일입니다. 그는 그렇게 평생을 번개만 맞고 살아나기를 반복하다가, 71세에 결국 권총으로 자살해서 죽음을 맞이합니다.

그는 번개를 많이 맞는 불운과 번개에서 모두 살아남는 행운을 동시에 지닌 남자였습니다.

반면에 영국군 소령, '월터 섬머퍼드'의 경우는 색다릅니다. 그는 무려 살아서 3번이나 맞고 심지어 죽어서도 번개에 맞습니다.

1918년 1차 대전 때 전쟁터에서 그는 번개에 맞아 하반신 마비가 됩니다. 몇 개월 후 회복한 그는 캐나다로 이민을 갑니다. 그런데 1924년 캐나다에서도 번개에 맞아 우측 반신이 마비됩니다. 절망적인 2년 후에 기적적으로 마비에서 회복합니다. 그런데 기구하게도 1930년 또 번개에 맞아서 이번엔 전신마비가 됩니다. 그리고 2년의 투병을 하지만 이번에는 마비를 회복하지 못하고 번개의 후유증으로 죽습니다.

놀라운 일은 그 후 4년 뒤 그의 무덤에 번개가 내려쳐서 비석이 부서지고 맙니다. 참으로 질긴 번개와의 악연이라 할 수 있습니다. 마치 하늘이 그를 번개에 맞아 사망하게끔 운을 확정이라도 한 것처럼 말입니다. 아니면 쇠를 잡아당기는 자석처럼 그에게는 번개를 끌어당기는 어떤 강력한 에너지라도 있던 건지 의심이 들 정도입니다.

이뿐 아니라, 이탈리아에선 3대 동안, 대를 이어 번개에 맞아 죽은 기록도 있습니다. 그 뒤로 이 집안 남자들은 번개 치는 날엔 절대로 집 바깥을 나가지 않는다고 합니다.

미국에서는 한 여성이 4번이나 결혼했는데, 남편 4명 모두가 연속으로 번개에 맞아 죽게 되는 정말로 이상한 기록도 있습니다. 이것은 우연치고는 이해가 되지 않아서, 경찰이 보험금을 타내려고 여자가 일부러 남편을 번개에 맞아 죽게 했는지 정밀 조사했다고 합니다. 그러나 전혀 혐의점을 찾을 리가 없었습니다.

생각해보세요. 당신이 어떤 나쁜 사람을 암살하고자 마음을 먹었다고 칩시다. 대체 무슨 수를 써야 상대방을 번개에 맞아 죽게 만들 수가 있겠습니까? 만약 그런 능력이 있는 사람이 있다면 마블의 '어벤져스'의 멤버로 나와야 할 것입니다.

어쨌든 그녀는 저주 받은 여자로 알려져 모든 남자들이 만나기를 꺼려했고 결국 남은 일생은 홀로 살아야 했습니다.

사람을 집요하게 따라다니는 번개나 남편들이 모두 번개로 사망하는 현상을 그냥 우연으로 치부하기에는 기묘한 구석이 있지 않습니까?

사고는 운입니다.

사고로 죽느냐 사느냐 하는 것은 확률적으로 불규칙하게 일어나는 것 같지만, 그 이면에는 반드시 보이지 않는 손길이 개입하고 있습니다. 다만 **보이지 않는 손길이 개입하더라도 결과를 미리 완전히 정하지는 못 하는 것이 우주의 법칙입니다.**

당신은 노력으로 운을 바꿀 수 있고, 노력으로 사고사의 확률도 많이 줄일 수가 있습니다.

솔직히 하늘이 당신을 데려가려고 작정하면 그것을 피하기는 거의 불가능합니다.

보이지 않는 손길의 강력함은 인간의 어떤 노력보다 강력하기 때문입니다.

그렇지만 그런 절망적인 경우에도 하늘은 보통 하나의 살 길은 남겨두기 마련입니다.

사고 중에서 가장 죽음을 피하기 힘들 것 같은 사고는 무엇일까요? 아마 압도적인 대답은 비행기 추락사고일 겁니다.

비행기는 따로 도망칠 곳도 없고 땅으로 처박혀 산산조각이 나는 파괴력은 엄청나서 사람들을 전멸시키기 때문입니다. 게다가 불이 나면 적재된 많은 기름이 폭발을 하므로, 충돌 뒤의 2차 폭발도 엄청난 살상력을 지닙니다.

얼마나 파괴적인지 실제 비행기 사고 하나를 예로 들겠습니다.

역대 비행기 사고 중 인류 역사상 최악의 사고입니다.

비운의 비행기는 일본항공 '123'기. 1985년 8월 12일이었습니다.

도쿄 하네다 공항을 출발하여 오사카로 향하던 보잉 747기종의 일본항공 '123'편 기가 산에 추락하며 무려 520명이나 숨지게 됩니다.

항공기의 일반 정원을 고려하면 참 많은 인원입니다. 보잉 747기의 보통 정원이 366명이던 시절이니까요. 일본항공은 비행기 크기는 그대로에 의자 좌석 수만 500개 이상으로 늘려 주문 제작했는데, 그게 사고기였습니다.

그런데 이 비행기는 어쩌다가 사고가 났을까요? 앞의 다른 사고가 있었는데 그때 꼬리가 일부 파손이 된 것을 부실하게 수리해 꼬리에 금이 가 있었다고 합니다. 사고가 나기 전에는 이 사실을 전혀 몰랐기 때문에 그대로 운행한 겁니다.

사고기는 이륙하고 12분 만에 공중에서 폭발음과 함께 꼬리가 떨어져 나갑니다. 게다가 꼬리가 떨어질 때의 폭발로 꼬리 밑을 지나는 유압 장치가 모두 파손되는 악운까지 겹쳤습니다.

이 때문에 모든 날개가 조종 불능에 빠졌습니다. 꼬리는 없고 모든 날개가 전혀 움직이지 않는데 어떻게 할까요?

조종사들은 엔진 출력과 플랩을 조절하며 사력을 다해 추락을 막았습니다. (이 사고 이후, 훗날 많은 조종사들을 모아서 조종 기능을 전부 상실한 상태의 비행기를 착륙시키는 것을 훈련해봤는데 아무도 무사히 착륙시키지 못했다고 합니다. 또한 착륙은커녕 단 한명도 '타카하마' 기장이 버텼던 32분까지는 버티지 못했다고 하니 얼마나 눈물겨운 사투를 그 조종사들이 했는지 알 수가 있습니다. 지금까지 이 32분은 기적의 기록으로 남아 있습니다. 그리고 그 기적의 조종사들은 안타깝게도 형체도 남기지 못하고 그대로 즉사했습니다.)

이렇게 조종 불능에 빠진 비행기는 후지산 방면으로 날아가 시속 650~700km의 엄청난 속도로 충돌합니다. 1차로 오른쪽 주 날개가 지면과 충돌하며 기체의 일부분과 기체 뒷부분이 분리됩니다. 그리고 잠시 상승했다가 메인 동체부가 그대로 산과 충돌한 후 폭발하고 맙니다. 이 충돌과 폭발이 얼마나 강했는지 사망자 대부분이 형체도 알아볼 수 없을 정도였습니다.

하늘에서 땅으로의 시속 700km의 충돌. 그리고 폭발.

끔찍한 비행기 사고의 역대급 표본인 이 대형 사고를 제가 예를 든 이유는 단 한 가지입니다. 이토록 완벽하게 죽음의 외통수 같은 사고에서 놀랍게도 생존자가 있었기 때문입니다.

시속 700km로 충돌해서 튼튼한 강철 기체가 잘게 산산조각이 났고, 그 뒤 또 다시 대형 폭발이 덮쳐 모든 것이 불타는 철저한 죽음의 위기였는데 도 말입니다.

탑승객이 524명. 그중 520명 사망, 생존 4명.

이 4명은 완벽한 죽음의 위기에서 하늘이 내린 단 하나의 살 길에 있었던 기적의 생존자들입니다.

생존자는 JAL 승무원 한 명,

승객 '카와카미 케이코'라는 12세 소녀.

또 다른 승객 '요시자키 히로'라는 엄마와 그의 8살 딸.

이렇게 4명입니다. 게다가 이 최악의 사고에서 너무도 멀쩡하게 큰 부상 이 없이 살아서 전 세계에 화제가 되었습니다.

그들의 공통점은 오직 하나. 비행기 맨 끝 좌석에 앉았다는 것.

아마 그것이 하늘이 내린 단 하나의 살길이었나 봅니다.

1차 충돌로 비행기의 뒷부분이 떨어져 나갈 때 그들도 함께 떨어져 나가 서 폭발을 피할 수가 있었습니다. 또한 1차 충돌 때는 비행기 전체가 정면 충돌한 것이 아니라 한쪽 날개만 충돌하여 충격이 훨씬 약했고 숲의 나무들 이 그 충격을 완화해준 덕분에 기체의 물리적인 파손도 많이 작았습니다.

이 때 뒷부분이 떨어져 나갔기 때문에 실제로 추락 당시에는 이 생존자들 말고도 추가 생존자가 더 많았다고 합니다. 하지만 그들은 부상이 심했는데 구조대가 14시간이 지나 너무 늦게 도착하는 바람에 죽고 맙니다. 그래서 부상이 거의 없었던 이들 4명만 살아남았습니다.

생존자 말에 의하면 추락 이후 비가 내렸고 잔해 속에서 죽어가던 희생자들의 비명 소리가 밤새 이어졌다고 합니다. 그러나 구조대가 도착한 다음날 9시 무렵에는 겨우 살아남은 희생자 대부분이 추운 밤을 견디지 못하고 저체온증으로 숨졌습니다. 이는 부검 과정에서 기체 뒤쪽 탑승객 중 적지 않은 이들이 추락 이후에 사망했음이 드러나며 객관적인 증거로도 알려진 사실입니다.

생과 사의 갈림길은 비행기 추락 이외에도 추가로 엎친 데 덮친 격의 추운 날씨, 구조대의 늦은 도착까지 가세해서 이뤄졌습니다.

어쨌든 그 많은 승객들 중에 오직 좌석 배치를 꼬리 쪽으로 받은 사람들만 살아났으니, 그 좌석 티켓은 그들에게는 생존의 표에 당첨된 것과 같은 행운이었습니다.

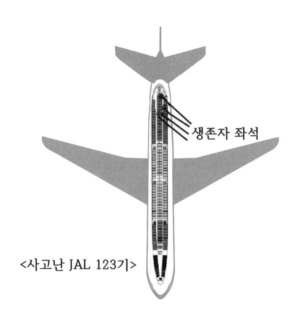

생존자 좌석

<사고난 JAL 123기>

앞에서 당신의 수명은 **내면 에너지**와 **보이지 않는 힘**의 줄다리기로 결정난다고 했습니다.

> 수명 = 인간의 내면 에너지 + 보이지 않는 힘

보이지 않는 힘은 우리가 운이라고 일컫는 것과 유사합니다. 우연이라면 우연으로 보이겠지만, 우주에는 그 어떤 힘이 분명히 작용하고 있습니다. 어쩌면 사주팔자에서 말하는 <타고 나는 운>의 힘일 수도 있고 신이 내정해 준 <당신의 굴레>일 수도 있습니다.

보이지 않는 힘에 대해선 1권에서 말했습니다. 물론 수명과 관련해서 다음 파트에서 다시 말할 겁니다.

다시 말해 그 좌석표의 행운은 보이지 않는 힘이 100%로 결정한 것이 아니라 그 사람의 내면 에너지도 같이 작용한 결과입니다.

내면 에너지는 뒤의 파트들 '생명력의 스위치'를 다 읽으면 알게 될 겁니다.

이런 절대적인 위기의 사고에서도 기적의 운으로 살아나듯이 사람은 세상에 겸손하고 늘 좋은 운을 끌어들이는 습관을 지녀야 합니다.

그것이 '운명'을 완벽하게 제어하지는 못 하겠지만 그래도 당신의 생존 확률을 조금이라도 높일 수 있는 유일한 방법이기 때문입니다.

여기까지가 죽음의 원인 4번째인 <운명>에 대한 이야기였습니다.

죽음의 원인

· 대처하기 ·

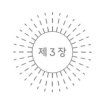

죽음의 원인
대처하기

1 죽음의 원인, 대처하기 1단계

지금까지 우리는 죽음의 원인을 모두 살펴봤습니다. 앞의 내용들이 신선한 내용이 많았다고 느끼셨다면 감사한 일이지만, 그것을 딱 핵심 몇 가지로 요약하면 아래의 대화가 나올 법도 합니다.

"어이. 친구. 아까 생명의 룰이라는 책을 보던데. 그 책 내용이 뭐야?"

"아직 앞부분만 봐서 다는 모르겠고, 지금까지는 죽음의 원인에 대해 나왔어."

"뭐? 죽음의 원인? 푸하하. 야. 너 그것도 몰라서 두꺼운 책까지 사서 보냐? 바보 자식아?"

"바보?"

"그래. 바보지. 죽음의 원인이야 책 안 봐도 세상 사람이 다 알지. 지나가는 초등학생한테 물어봐. 사람이 왜 죽는지? 늙어죽든지, 병들어 죽든지, 사고로 죽든지 그게 다지. 책에도 그렇게 나오지? 안 읽어봐도 알겠다."

"그렇긴 한데... ... 책에도 노화, 병, 사고가 원인이라고 나왔어. 그래도 이 책 좋은데... ..."

"바보 같은 소리 하네. 크크."

이 가상의 대화처럼 사람이 **<늙어서(노화)>** 죽거나 **<병들어(내부 외부 환경)>** 죽거나, **<사고(운)>**로 죽거나 그게 답니다.

그리고 그 원인을 알아도 대책 없이 살다가 죽는 사람이 대다수입니다.

그러나 당신은 다를 겁니다. 죽음의 원인에 대해 대책을 세우는 자신을 발견할 거니까요.

그럼 노화부터 봅시다.

당신이 영화 속 초능력자가 아닌 이상, 시간을 절대 멈출 수도 느리게 가게 할 수도 없습니다. 노화가 거역할 수 없는 죽음의 저승사자라면 당신은 저승사자를 졸게 만들어야 합니다.

아직은 이 책의 본격적인 비결인 <생명력의 열쇠>에 대해서 모르는 단계이니 일반적인 건강법 수준으로 우선 말하겠습니다. 아래 내용들은 <생명력의 열쇠>에 대해 알고 나서도 유효합니다.

노화의 내부 파괴자는 주로 음식과 스트레스에 따라 가감이 가능합니다.

당신이 할 수 있는 가장 간단한 대책은 항노화 식단과 습관을 오늘부터 만드는 겁니다.

어제까지 당신이 식사하러 갈 때 생각하는 것은 이것일 겁니다.

"오늘은 뭐 맛있는 거 먹지?"

그러나 이제 바꾸세요.

"김 대리. 오늘은 최대한 안 늙는 걸로 뭐가 좋을까? 이왕이면 우리 텔로미어가 아~주 길어지는 걸로."

하하. 물론 농담입니다. 메인 요리가 항상 항노화로 굳이 꾸며질 필요는 없습니다. 다만 곁들여지는 야채나 과일이라도 항노화 기능이 우수한 식품을 고르기를 바랍니다. 물론 그것을 갖추기 힘든 식당이라면 식사 후에 항산화 기능이 있는 알약이라도 하나 챙겨서 드세요.

그 습관이 당신의 노화를 1초라도 늦출 수 있다면 티끌모아 태산입니다.

> < 1단계 대책 >
>
> 가장 큰 근원인 노화를 중점 대상으로 인생의 건강 습관을 우선 장착한다.
> 그리고 당신의 취약한 곳을 파악하여 관리하는 프로그램을 추가한다.

되돌릴 수 없는 죽음의 과정인 노화부터 공략하는 것이 가장 현명합니다. 이것들은 대부분 질병 예방에도 도움이 되기 때문입니다. 확률적으로 질병은 당신의 취약한 부분부터 생기기 쉬운데 그것만 보완해도 건강의 근심거리 90%는 없앤다고 봐도 됩니다.

미래의 근심. 많은 사람들이 이것을 미리 알아내 막고자 합니다. 오죽하면 어떤 사람들은 점을 보러 분주히 다닙니다. 혹시 사업이 실패하는지, 큰 병에 걸리는지 등등.

서양에서는 점을 보는 점술사들 중에 수정 구슬을 사용하는 사람들이 있습니다.

어떤 서양 점술사가 수정 구슬을 보며 고객과 상담 중에 이런 말을 합니다.

"자네. 10년 뒤에 눈이 멀 거야."

"아이고. 안 돼요! 제발! 도와주세요! 어떡해야 합니까?"

"그러지. 아. 보인다. 보여.... 빨간 채소와 희고 동그란 게 보여."

"그게 뭡니까?"

"당근과 계란. 이걸 매일 먹어. 그러면 10년 뒤에 눈이 멀진 않을 거야."

점술사가 말한 미래가 엉터리일까요? 10년이 가기 전엔 아무도 모릅니다. 그렇지만 제가 그럴듯한 점술사 흉내를 내고자 한다면 이와 비슷하게 말하겠습니다.

왜냐하면 현대인 모두가 **눈의 혹사 시대**에 살고 있기 때문입니다. 흔한 표현 중에 "체력을 갈고 몸을 갈아서 일을 했다."는 말이 있습니다. 이처럼 우리 생활은 늘 눈을 갈며 사는 수준입니다. 그러니 10년 뒤에 상대 고객은 눈으로 고민하게 될 확률은 아주~ 아주 높습니다.

그래서 점술사의 신비한 조언은 타당합니다.

당근과 계란이 무슨 주술적인 효과가 있을 리는 없습니다. 영특한 당신은 벌써 눈치 채셨겠지만 계란과 당근은 눈의 노화 방지에 꼭 필요한 식품들 중 하나입니다.

아까, 취약한 곳을 반드시 보강하라고 했습니다.

"제가 건강검진하면 이상이 없고 다 정상이라는데, 어디가 취약한지 어떻게 알까요?"

많은 분들이 이럴 겁니다. 이런 분은 취약한 곳으로 눈을 선택하세요. 무조건 정확합니다. 이런 분말고도 우리 모두 눈을 공략해야 합니다.

"왜요? 저는 멀쩡하고 눈 시력이 대개 좋은데요?"

이런 분까지도 눈을 공략하세요.

신이 인간을 창조할 때 장차 인간이 스마트 폰이란 걸 발명해서 이렇게 사랑할 줄 몰랐나 봅니다. 인간은 유전적으로 스마트 폰이나 책을 자주 보게 창조되어지지 않았으니까요.

인간은 멀리 있는 사냥감을 쫓고 농촌의 들판에서 먼 산을 바라보거나 탁 트인 바다의 배에서 먼 육지를 보고 지냈습니다.

인류 역사의 오랜 세월동안 없었던 스마트 폰이 불과 20년 사이에 인간 손에 쥐어졌습니다. 모든 사람들이 손 뻗는 거리도 안 되는 곳만 바라보기 시작했습니다. 그것도 낮이나 밤이나 코앞에 놓인 자그마한 폰에 적힌 깨알 같은 글씨와 그림만 보는 겁니다. 이렇게 해서 우리 눈은 매일 중노동의 비명을 지릅니다.

폰 화면이 작을수록 눈의 피로도가 급격하게 늘어나 노화도 빨라집니다. 한번 몰입하면 다른 곳으로 눈을 돌리지도 않고 깜빡이지도 않습니다. 평상시 1분에 16~20번 정도 눈을 깜박이다가 폰을 들여다 볼 때는 무려 1분에 5회까지 감소합니다. 거의 눈을 부릅뜨고 있는 셈입니다.

신체 중 무리하게 사용하는 노화 1순위가 눈입니다.

그래서 당신의 미래에 눈 이상은 거의 반드시 오게 될 겁니다.

눈의 노화 중 대표적인 것이 백내장입니다. 조사에 의하면, 백내장은 65세 이상 나이에서 90%가 발병한다고 합니다. 열에 아홉입니다. 그런데 중요한 점은 따로 있습니다. 이 조사는 몇 년 전 자료인데다 조사 대상의 노인들은 젊을 때 스마트 폰이 없었고 근래에도 스마트 폰을 얼마 사용하지 않은 세대입니다. 그러니 젊은 세대 사람들은 기하급수적으로 더 빨리 더 많이 백내장이 생길 겁니다.

최근 조사에는 40대 이상만 되어도 거의 절반이 백내장 끼가 있다고 합니다.

백내장은 수술하면 된다고요? 백내장은 눈 노화의 지표입니다. 그래서 백내장뿐 아니라 다른 시력 문제도 연이어 올 확률이 높습니다. 만약 눈에 큰 문제(녹내장이나 황반 변성 같은 큰 변화)가 와서 실명에 직면할 때에 가서는 당신이 할 수 있는 것은 없습니다.

녹내장이나 황반 변성으로 실명하는 사람이 정말 많으며 노화로 인해서 다발합니다.

생각해보세요. 요즘 65세가 그렇게 노인입니까? 평균 수명이 80대라고 했습니다. 앞으로는 수명이 더 길어질 겁니다. 한참 활동할 나이에 장님이 되는 끔찍한 일은 없어야 하지 않겠습니까?

드라마나 영화를 보면 다시 과거로 돌아가는 타임머신이나 환생이 있습니다. 이럴 경우에 어떤 분은 과거로 돌아가면 삼성전자 주식을 사겠다고 합니다. 그렇다면 미래의 당신이 현재로 돌아온다면 무엇을 해야 할까요?

저는 눈 관리를 1순위 리스트에 넣겠습니다.

그래서 당신과 나는 오늘부터 1일! 입니다.

제가 새끼손가락을 내밀 테니 당신도 새끼손가락을 걸어 저와 약속합시다. 하하. 이상한가요? 아무튼 이 책을 여기까지 읽은 당신은 새로 태어나는 겁니다. 다른 것을 제쳐두고 노년에 실명이나 실명에 가까운 상태에 빠지지는 맙시다.

1단계 취약점 공략하기, 오늘부터 1일!

< 눈 구하기 프로젝트 >

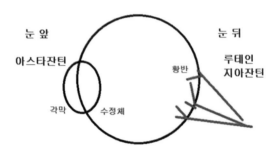

눈을 옆에서 본 그림입니다.

여러분은 눈의 구조를 자세히 공부할 필요는 없습니다.

그러니 딱 세 가지만 기억합시다.

각막, 수정체, 황반.

각막과 수정체는 눈의 앞에 위치해 카메라 렌즈 역할을 합니다. 황반은 눈의 뒤에 있어서 카메라 필름 역할을 합니다.

눈이 나빠서 라식, 라섹 수술을 한 분은 눈의 제일 앞에 있는 각막을 알 겁니다. 라식 수술은 각막을 깎는 수술이니까요. 렌즈 끼는 분이 렌즈로 염증이 잘 생기는 부위도 각막입니다.

각막 뒤에 수정체가 있습니다. 백내장이 생기는 곳이 이곳 수정체입니다.

<백내장은 수정체가 어떤 원인에 의해 뿌옇게 혼탁해져서 시력장애가 발생하는 질환.>

황반은 눈에서 시각세포가 가장 많이 밀집한 망막의 중심 부분입니다. 시력의 무려 90%를 담당하는 곳이니 눈의 핵심 부위입니다.

황반이 망가지면 실명의 주요 원인이 됩니다.

그래서 황반을 보호하는 것이 현대인의 시력 보호의 1차 목표입니다.

드디어 여기에서 <루테인>이라는 성분이 등장합니다. TV나 인터넷에 완전히 담쌓고 사는 사람이 아닌 이상, 당신도 들어봤을 겁니다. 루테인은 눈 건강의 대명사로 불리니까요.

그 이유는 루테인이 황반을 구성하는 주요 물질이기 때문입니다. 요즘은 필수 영양제로 종합 비타민, 오메가3와 함께 3총사를 이루는 추세입니다.

그런데 사실 황반에 필요한 영양소가 루테인 하나만 있는 건 아닙니다.

'지아잔틴'이라는 녀석도 필요합니다.

"네? '지하실 잔틴'? 아니, '지하 잔틴'요?"

지하 잔틴이 아닌 지아잔틴. 이제 확실히 이름이 기억나시겠죠?

황반 전체에는 루테인이, 더 중요한 황반중심 부분에는 지아잔틴이 분포합니다. 그런데 둘 다 몸에서 생성되지 않기 때문에 꼭 음식으로 먹어서 보충해야 합니다.

연구에 따르면 루테인과 지아잔틴의 섭취 비율은 5대1이 좋다고 합니다.

황반은 노화가 정말 일찍 시작됩니다. 무려 20-30대부터 색소 밀도가 줄어든다고 합니다. 황반에 이상이 생기는 질환인 **황반변성은 국내 3대 실**

명의 원인 질환입니다.

"실명의 원인 나머지 두 개는 뭔가요?"

<녹내장>과 <당뇨병성 망막증>이라는 병입니다.

녹내장은 안압이 높아져서 시신경이 망가지는 병입니다. 안압은 무거운 것을 자주 들거나 입으로 악기를 부는 경우에도 증가하며, 만성 음주와 흡연, 카페인 중독, 어두운 곳에서 자주 폰이나 TV를 보는 경우, 그리고 물구나무 서기, 특히 스트레스 등에 의해 높아지니 이런 습관이 있다면 고쳐야 합니다. 녹내장은 1년에 한번 안과 검진으로 안압을 측정하여 조기 발견하는 것이 최고의 대책입니다.

당뇨병성 망막증은 당연히 당뇨병 환자만 갖는 질병입니다.

그래서 평소 눈 노화 관리의 주 타켓은 황반 노화 관리입니다.

일본 만화 중에 <드래곤 볼>이라는 명작이 있습니다. 손오공이 드래곤 볼을 모으러 다니는데 여기에서 드래곤 볼 7개를 모으면 용이 그 소원을 들어준다고 합니다.

우리가 눈 노화 관리를 위해 드래곤 볼을 모은다면 저는 다섯 개만 모아도 소원이 이뤄진다고 말씀드리고 싶습니다.

일단 두 개의 볼은 각각 <루테인>, <지아잔틴>입니다. 뒤쪽 황반을 구성하는 주 성분을 보강하는 겁니다.

3번째 드래곤 볼은 <아스타잔틴>입니다.

"네? 눈 '앞에서 잔틴'? 이름이 이상하군요."

'앞에서 잔틴'이 아니라, '아스타잔틴'. 기억하기 쉽죠?

아스타잔틴은 눈의 앞쪽에서 '눈의 피로도'를 줄여줍니다. 평소에 스마

110

트 폰, TV, 책으로 눈에 피로감을 느끼고 눈이 뻑뻑한 경우에 좋은 성분입니다.

아스타잔틴이란 녀석은 비타민C의 무려 6,000배에 달하는 항산화 능력까지 지니고 있습니다. 참으로 보배가 아닙니까? 게다가 눈의 피로도를 확 줄여줍니다.

먼 곳을 보다가 가까운 곳을 보는 경우, 또는 가까운 곳을 보다 먼 곳을 보는 경우에 우리 눈은 초점을 조절하기 위해 모양체라는 근육을 사용합니다. 이 근육의 피로도를 아스타잔틴이 떨어뜨려서 수축, 이완하는 속도를 개선하는 것이 실험으로 확인이 되었다고 합니다.

아스타잔틴은 역시 체내에서 생성되지 않아서 음식으로 섭취해야 합니다.

4번째 드래곤 볼은 <베타 카로틴>입니다.

베타 카로틴. 이 녀석은 자연이 준 선물로 굳이 눈 건강이 아니더라도, 음식으로 즐겨 섭취해야 하는 성분입니다. 아주 강력한 항산화제로 암과 심혈관 질환의 위험을 낮추는 것으로 알려져 있기 때문입니다. 게다가 햇빛의 자외선으로 인한 피부 손상을 보호하고 주름이나 검버섯 생성을 방어해서 당신의 피부를 젊게 만들어줍니다. 당뇨병 합병증을 예방하며, 폐기능 증진, 항균 작용도 하니 얼마나 좋습니까?

특히 이 베타 카로틴이 중요한 이유는 따로 있습니다. 우리 몸에 비타민이 꼭 필요한데, 그 중 비타민A는 과다 섭취하면 독이 됩니다. 베타 카로틴은 몸에 들어가서 비타민A로 바뀔 수 있는 물질입니다. 즉 몸이 알아서 필요하면 비타민A로 바꾸고 필요 없으면 비타민A로 바꾸지 않으면서 인체 내의 비타민A의 양을 적절하게 조절 가능하게 해 줍니다.

그래서 이 드래곤 볼을 모은 사람은 눈 건강뿐만 아니라 젊음과 암 예방 효과까지 더불어 얻게 되는 겁니다. **당근, 오렌지, 망고, 브루콜리, 케일, 시금치** 등등을 먹으면 당신은 저절로 4번째 드래곤 볼을 얻을 수 있습니다. 베타 카로틴 식사법을 쉽게 기억하는 법.

"당근에서 캐시로, 오렌지, 망고, 브루콜리를 사라. 그러면 피부가 젊어진다."

요즘 중고장터 '당근'이 먹는 당근, 그리고 **캐시**는 케일과 **시금치**를 줄인 말입니다.

당근, 오렌지, 망고, 케일, 시금치, 브루콜리 이외에도 많은 음식이 있으니 참고하세요.

마지막 5번째 드래곤 볼은 당신의 예상과 달리 먹는 것이 아닙니다. 바로 <안경>입니다.

"예? 안경? 저는 눈이 좋은데 왜 또 안경을 써야 하나요? 에~이. 그건 아니죠."

더 정확히 말하면 <자외선 차단 안경>입니다.

기억력이 좋으신 분은 책 앞부분에서 세포 노화를 이야기할 때 자외선의 파괴성을 말한 것을 기억하실 겁니다. 기억나지 않는 분을 위해 조금만 가져오겠습니다.

(자외선을 맞이하는 피부와 눈은 직격탄을 맞습니다. 눈은 자외선에 타격을 받아서 백내장이 잘 생깁니다. 구름이 흡수하는 대부분은 적외선입니다. 옅은 구름의 경우 자외선 투과율이 무려 80%에 달한다고 합니다.)

눈을 낮 시간 내내 파괴하는 것이 자외선입니다. 그런데 자외선은 약을 먹어서 막을 수는 없습니다. 베타 카로틴 같은 성분이 회복을 도와주기는 하지만, 아예 자외선 자체를 막는 것이 최고의 방법입니다.

그러니 시력이 나쁘지 않아도 야외로 나갈 때는 도수 없는 안경, 즉 자외선 차단 안경을 끼는 것이 현명합니다. 구름 낀 날이라고 해도 야외 외출 시 또는 창가에 햇볕이 들어오는 실내에서도 자외선 차단 안경을 쓰는 습관을 가지면 당신은 마지막 5개째 눈 건강 드래곤 볼을 모은 겁니다.

드래곤 볼 다섯 개를 모은 당신이 볼을 합쳐 소원을 빕니다.

"펑!"

용신이 나타났습니다.

"소원이 무엇이냐?"

"예. 제 소원은 로또 1등 당첨에 예쁜 애인을 만들고.... 아차. 이건 눈 건강을 위한 드래곤 볼을 모은 거라서... 네! 눈을 건강하게 만들어 주세요."

"그래. 그럼 일단 루테인부터 먹어라."

"어? 그게 전부입니까? 그냥 내가 실천하는 거라면 이거 속은 기분이..."

다섯 개의 눈 건강 드래곤 볼 중에서 가장 강력한 눈 노화 관리는 역시 루테인 섭취입니다.

황반 수정체의 밀도는 40대 이후 급격히 떨어지기 시작해서 눈이 침침해지고 황반변성과 백내장 위험이 점차 높아진답니다. 의학 통계에 따르면 현대인의 평균 루테인 섭취는 30%에 불과해서 70%가 부족하다고 합니다.

그래서 루테인 섭취 관리를 20대부터 시작해야 합니다. 이 글을 읽자마자 어떤 분은 루테인 영양제를 검색하고 있을 지도 모릅니다.

하지만 가장 좋은 건강법은 천연 음식을 직접 먹어서 섭취하는 것입니다.

루테인 섭취는 이것만 기억하셔도 좋습니다.

"옥수수 파스타에 계란을 넣고, 캐시로 마리골드 차를 사라. 그럼 늙어서도 매의 눈을 가질 것이다."

"와! 선생님. 파스타에도 루테인이 들어있나요? 대박이네요."

물론 아닙니다. 파스타라고 했지만 사실은 피스타치오라는 견과류입니다. 피스타치오는 견과류 중 루테인과 지안잔틴 함유량이 제일 많습니다. 그리고 캐시는 아까처럼 케일과 시금치의 앞 글자입니다. 마리골드는 흔하지 않는 식용 꽃입니다.

그래서 결론적으로 옥수수, 피스타치오, 계란의 노른자, 케일, 시금치, 마리골드 꽃.

이런 대표적인 음식에 루테인이 많이 들어있습니다. 이외에도 루테인이 든 음식이 많으니 당신의 취향에 맞춰 골고루 드세요.

참고로 계란 노른자는 위의 음식 중에서 루테인 함량은 약간 떨어지지만 노른자의 지방이 루테인 흡수율을 높여주기 때문에 다른 음식에 든 루테인 흡수까지 도와줍니다.

그런데 가장 중요한 사실은 루테인이 눈의 만병통치약도 아니고, 만능 예방약도 아닙니다. 루테인의 효능은 눈의 노화, 특히 황반의 노화로 인한 변성을 막는 것에 집중되어 있습니다. 다른 눈 질환에 대해서는 별로 소용이 없을 수도 있습니다.

단순히 눈이 건조하다. 침침하다. 눈이 피로하다.

이런 경우에는 루테인이 아무런 도움이 되지 않습니다. 안구건조증과는 전혀 상관이 없는 성분이기 때문입니다.

그러니 평소에 눈을 이용하는 습관부터 잘 고쳐야 합니다. 더 정확히 말하면 눈에 작용하는 스트레스를 줄이는 습관입니다.

어두운 곳에서 책이나 스마트폰 보지 않기, 너무 작은 글씨 보지 않기, 장시간 휴식 없이 보지 않기 등 이 3가지만 실천해도 상당히 도움이 됩니다.

* 장시간 휴식 없이 보지 않기 - 20분마다 20초 눈 휴식 건강법

책이나 모니터, 스마트폰을 20분 정도 볼 때마다 눈을 감고 20초 휴식하는 법은 정말로 눈에 도움이 됩니다. 그게 힘들다면 적어도 1시간에 1분씩은 알람을 맞추고 눈을 감고 휴식을 하든지, 먼 풍경을 1분 정도 보는 것을 권합니다.

만약 당신이 중노동을 하는데 휴식 시간도 안 주고 잠도 안 재우고 일을 시킨다고 하면 난리가 날 겁니다. 중간에 잠깐의 휴식을 갖는 것과 없는 것은 세월이 누적되면 인체가 갖는 피로도가 천지차이이기 때문입니다. 그런데 막상 당신의 눈은 당장 통증이 없고 시력에 이상이 없다고 해서 휴식 없이 혹사시키고 있습니다. 결과는 세월이 지나면 무조건 찾아오는데 그것에는 루테인보다 당신의 습관을 좋게 만드는 것이 훨씬 더 기적 같은 대책이 될 것입니다. 잔소리라고 생각하지 말고 진지하게 당신의 눈을 생각한다면 조금이라도 습관을 개선해주세요.

당신의 작은 습관이 당신의 운명을 결정합니다.

그리고 한의학적으로 눈과 관련된 지압 자리를 꾹꾹 눌러주는 것도 좋습니다.

마지막으로 추가하면, 가장 강력한 눈 관리 도우미는 책의 다음 파트에 나오는 생명력 시스템을 이용해서 눈의 생명력을 키우는 것입니다.

2 죽음의 원인, 대처하기 2단계

노화 다음으로 죽음의 원인을 보겠습니다.

☑ 1. 질병을 막는 것.

병들어 죽는 것은 환경이 크게 좌우합니다. 인체 내부 환경과 사람의 외부 환경을 관리해야 하는데, 이는 책 뒤편의 3가지 생명 시스템에서 자세히 다룹니다.

☑ 2. 사고를 막는 것.

사고는 운이 크게 관여한다고 했습니다. 이것은 운을 바꾸어서 인생의 흐름을 바꾸면 사고가 일어날 확률을 줄이는 것에 도움이 될 수도 있습니다. 물론 그렇게 노력을 하고도 하늘의 거역할 수 없는 손길이 사고로 이끈다면 할 수 없는 노릇이지요.

운을 믿지 않는 분도 아래의 방법을 실천해서 손해 볼 일은 없으니, 밑져야 본전 아닙니까?

<운을 바꾸는 비법>

1. 자기 자신을 바꾸는 것.
2. 자주 만나는 사람을 바꾸는 것.
3. 관심사를 바꾸는 것.
4. 습관을 바꾸는 것.

---

5. 주위 환경을 바꾸는 것.

6. 베푸는 것.

7. 마음의 깨달음을 얻는 것.

운을 바꾸는 방법은 당신의 **몸과 영혼**에서 발산하는 파동을 바꿔야 합니다. 자세한 내용은 책 '더 룰 리치편'에서 많이 말했습니다. 이번에는 몇 가지를 더 추가해서 책의 제일 뒤편에 설명을 드리겠습니다.

"아니. 건강 서적이면 건강에 대한 이야기만 하지, 왜 뜬금없이 운 같은 미신 타령입니까?"

이처럼 운이라는 말 자체에 대한 거부감이 심한 종교인도 있을 겁니다. 물론 사회적으로 미신을 숭배하는 일부 사람들 때문에 생긴 근거가 있는 반응이기도 합니다.

그러나 건강이나 수명 또한 세상 돌아가는 이치 속에서 일어나는 반응이기 때문에, 세상의 법칙을 말할 수밖에 없습니다.

운이 정말로 미신인지 한번 볼까요?

만약 우주에 신이 있어서 우주를 창조했다고 하더라도, 우주의 미래를 딱 정해놓지 않았습니다. 우주의 미래가 다 정해져 있고, 우리 모든 사람들은 신의 대본대로 움직인다면 당신이 열심히 노력을 하는 것이 대체 무슨 의미가 있겠습니까? 어차피 노력을 하나 안 하나 결과는 정해져 있는데요. 또 종교인이 기도를 하는 것 또한 무슨 의미가 있겠습니까? 어차피 결과는 정해져 있는데요.

그러나 미래는 미리 정해져 있지 않기 때문에 노력도 하고 기도도 하는 겁니다.

'**모든 미래는 확률적이다.**' 이 법칙은 과학적으로도 증명된 우주의 진리입니다.

미래는 변동이 얼마든지 가능하지만, 확률적으로는 가까운 미래의 어떤 패턴이 나옵니다. 가령 공부를 하지 않던 학생이 내일 시험을 보면 점수를 낮게 받는 것은 확률이 높은 미래입니다.

그래서 운이라는 단어 자체가 미신은 아닙니다.

운은 '현재의 에너지 패턴이 불러올 **미래 흐름**'이라 부를 수 있습니다. 다만 이 에너지 패턴이 하늘이 부여하는 보이지 않는 손길에도 큰 영향을 받기 때문에 우리가 알 수가 없는 겁니다.

그러니 이 '보이지 않는 손길'을 '무엇'으로 보고 행동하느냐에 따라서 미신이 될 수도 있고 미신이 아니기도 한 것입니다.

보이지 않는 손길을 하나님이라고 보면 기독교인이고, 알라로 보면 이슬람교인입니다. 이것을 어떤 지역의 초자연적인 존재로 믿고 섬기면 민간신앙인이고, 그냥 우주 그 자체 자연법칙으로 보면 무신론자일 수도 있습니다.

어쨌든 운이라는 것은 분명히 존재합니다. 그것에 영향을 주는 보이지 않는 힘의 주체를 신으로 보든, 우주 법칙으로 보든, 다른 무엇으로 보든 말입니다.

그리고 운을 바꾸는 법을 보세요. 나 자신을 바꾸고, 자주 만나는 사람을 바꾸고, 습관을 바꾸고... 깨달음을 얻는 것. 그 어떤 것이 미신입니까? 운을 믿든 안 믿든, 실천해서 내 인생에 긍정적인 변화를 줄 수 있다면 충분히 시도해볼 가치가 있지 않을까요?

다시 말하지만 좋은 에너지를 증가시키는 행동 패턴은 무조건 인생에 플러스가 됩니다. 큰 사고의 위험도 어쩌면 피해갈 지도 모릅니다. 반드시 피할 수 있다고 말하는 것은 아닙니다.

3 죽음의 원인, 대처하기 3단계

대처하기 1, 2단계까지가 죽음의 원인으로 불리는 노화, 질병, 사고의 3대 원인에 대한 일반적인 대처법이었습니다.

그리고 더 근본적인 대처법이 바로 3단계입니다.

3단계는 **생명력의 열쇠를 이용해서 강력한 생명력을 발현시키는 것입니다.** 이는 앞으로 책 끝까지 이어지는 내용들입니다.

*

이번 3장은 전체 책의 흐름을 알려주는 부분입니다.

죽음의 원인에 대해 어떻게 대처할 것인지를 폭넓게 이야기했다면, 이제부터는 이 책의 핵심인 생명력의 원천은 어디인지를 알아갈 것입니다.

그런데 이러한 내용들은 기존에 나온 주장들을 벗어나서 새로운 과학 이론도 등장하고 건강과 동떨어진 이야기도 등장합니다.

금방 말했던 운을 고치는 법도 그러하지만, 우주가 나오고, 현대 과학이 나오고, 그리고 영혼과 귀신, 생명 과학 등등이 총 망라되어서 어찌 보면 신비하기도 하고 어찌 보면 건강과 동떨어진 이야기처럼 느낄 수도 있습니다. 하지만 재미있는 상상의 나래를 펴면서 부담 없이 읽다보면 어떤 부분의 지식들은 당신에게 분명히 큰 도움이 될 것입니다.

어쨌든 저는 이것이 진실이고 생명의 룰이라고 믿습니다.

생명력의 스위치

· 비물질 스위치 기초 지식 1 ·

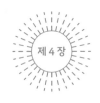

생명력의 스위치

비물질 스위치 기초 지식 1

1 생명력은 어디서부터 오는가?

죽음과 삶.

현대의학에서는 뇌사와 심장사, 두 가지로 죽음의 경계선을 판단한다 했습니다.

뇌가 멈추든 심장이 멈추든 하나라도 멈추면, 사람은 의식이 없고 저 세상으로 가는 중입니다. 이걸 방지하기 위해 우리 몸은 끊임없이 스스로를 방어하고 치료하고 복구합니다.

이 힘을 발생하게 만드는 것이 당신의 <내면에너지>이자 <생명력>입니다.

그렇다면 이 생명력은 어디서부터 올까요?

책 앞에서 머리에 총을 맞아도 죽지 않는 사례들을 말씀드렸습니다.

어떤 이는 머리에 큰 구멍이 뚫려도 죽지 않습니다. 그러나 어떤 이는 살짝 넘어졌는데도 뇌진탕으로 죽기도 합니다.

뇌를 이루는 세포들이 1000억 개 이상이라고 합니다. 그렇다면 그 중 어느 뇌 세포가 죽어야 그 순간 당신의 뇌 기능 전체가 멈출까요?

"에이. 선생님. 뇌 세포 하나가 죽는다고 뇌 기능이 멈추지는 않겠죠? 아마 전체 뇌 세포의 몇 %를 넘을 때부터 뇌 기능에 문제가 생기지 않을까요?"

맞습니다. 특정한 세포 하나가 죽는다고 해서 당신의 생명 현상은 멈추지 않습니다. 많은 수의 세포가 죽어서 그 기능이 멈추는 한계점도 존재합니다.

그렇지만 대다수의 뇌세포가 멀쩡한데도 어떤 사람은 생명이 끊어지는 경우와 많은 뇌세포가 죽었는데도 어떤 사람은 생명이 끊어지지 않는 경우가 있습니다. 이 차이점은 어디에서 비롯될까요? 심지어 어떤 사람은 뇌가 거의 없어졌는데도 멀쩡하게 살아서 정상적인 생활을 하는 기이한 사례도 있습니다.

2015년에 MBC 방송에 나온 영국의 사례를 보겠습니다.

어느 날, 병원에 온 '마크'라는 대학생을 검사한 의사는 깜짝 놀랐습니다. 분명히 걸어 들어와 멀쩡히 앉아있는데 끔찍하게도 뇌가 없으니 말입니다. 살아 숨 쉬는 것조차 신기한데 뇌 촬영 사진만 보면 시체나 좀비 수준이었습니다. 그런 환자가 정상적으로 학교 공부까지 한다니 눈으로 보고도 못 믿을 정도였습니다.

알고 보니 마크는 오랫동안 병으로 뇌가 말라서 사라져 가고 있었으며, 진단 당시에는 거의 사라진 상태였던 겁니다.

그런데 정작 본인은 자기의 뇌가 거의 없어졌다는 걸 모르고 있었습니다.

뇌 촬영 사진을 보면, 두개골 내에 뇌가 있어야 할 자리가 텅 빈 공간만 보입니다.

이 사례는 흥미위주의 근거 없는 미스터리가 아니라, 영국의 '사이언스' 과학학술지에도 실렸던 실제 임상 자료입니다.

그렇다면 뇌가 거의 없어졌는데도 살아 움직이는 생명력의 신비는 어디에서 올까요?

책 앞에 나왔던 내용을 다시 보겠습니다.

메릴랜드 의대 팀이 2011년 이후, 머리 총상 환자 400명을 조사했습니다. 그 결과 58%는 사망했지만, 나머지 42%는 살았다고 합니다. 머리에 총을 맞아 뇌에 큰 구멍이 생겨도 높은 생존율이 일어나는 겁니다.

그러나 스스로 머리에 총을 쏴 자살을 시도한 경우에는 단 20%만 살아남아서 일반 총상에 비해 높은 치사율을 보였다고 합니다.

여기에 중요한 단서가 있습니다. 생명력의 스위치를 자살자 스스로 꺼버린 겁니다. 이 생명력의 스위치는 비물질적인 스위치로, 자기 자유의지와 밀접하게 연결된 것입니다.

제가 생명력의 스위치는 두 가지가 있다고 말했습니다.

'물질 스위치'와 '물질이 아닌 스위치(비-물질적인 스위치)'가 그것입니다.

물질이 아닌 것은 바로 '정신'입니다.

다시 말해, 생명력의 스위치는 '물질 스위치' 1개와 '정신 스위치' 2개. 이렇게 총 3개로 이뤄져 있습니다.

마음에서 만병이 온다고 합니다. 이 말에 공감 못 하는 분은 '마음'이라는 글자를 '스트레스'로 바꿔 보십시오. 스트레스가 만병의 근원이란 말은 익숙하실 겁니다. 하지만 스트레스는 마음이 병을 만드는 작용의 극히 일부분에 불과합니다. '정신 스위치'는 더욱 강력한 작용을 하기 때문입니다.

나이보다 젊게 사는 사람들, 또는 암 같은 난치병에서 기적적으로 회복된 사람들을 살펴보면 이 3가지 생명력 스위치의 법칙이 반드시 작용하고 있습니다. 이 3가지 스위치의 사례를 벗어나는 경우는 없다고 감히 단언할 수 있습니다.

인체는 우주 법칙에 의해 만들어진 존재이기 때문에 우주 법칙을 벗어나지 않기 때문입니다. 동양 의학은 '인체는 소우주'라는 개념을 지니고 있습니다. 이 개념은 정확합니다. 우주에 대한 현대과학의 지식을 인체에 적용해보면 그대로 맞아떨어집니다.

첫 번째로 정신 생명력 스위치에 대해 알아보겠습니다.

비물질 **생명력 스위치** → 정신 **생명력 스위치**

'정신'의 생명력은 뭘까요?

"선생님. '정신 생명력'을 줄이면 '정신력'. 그러니 정신력 아닙니까?"

운동선수들이 체력이 다해서 지쳤을 때 코치가 그럽니다. 힘내. 정신력으로 버텨. 이것처럼 아파도 정신력으로 버티라는 걸까요? 물론 아닙니다.

그러나 '불굴의 의지'나 '플라시보 효과' 같은 마음가짐이 신체에 강력한 영향을 미치는 것은 사실이긴 합니다. 하지만 이것 또한 2개의 <정신계 생명력 스위치>가 일으키는 작용 중에 극히 일부에 불과합니다. 그래도 살펴보고 가겠습니다.

<플라시보 효과>는 효과 없는 가짜 약이나 치료법인데도 환자의 **믿음으로** 증세가 **호전되는 현상**입니다. 물질 성분으로는 효과가 생길 이유가 없으니 물질과학으로 분석하면 앞뒤가 안 맞는 현상입니다.

1957년에 어떤 신약이 암에 특효라고 대대적인 언론 발표가 나온 적이 있었습니다. 특효라는 소식에, 암이 많이 퍼져서 가망이 없는 환자에게 의사가 이 약을 썼습니다. 그러자 놀랍게도 환자가 무척 호전이 되는 기적이 벌어졌습니다. 그러나 그 신약이 별로 효과가 없다는 뉴스가 나오자 그 환자는 다시 급격하게 상태가 나빠졌습니다.

이를 이상하게 여긴 의사가 실험을 하게 됩니다. 아무 효과가 없는 식염수를 더 뛰어난 신약이라고 속여 그 환자에게 처방을 했습니다. 그랬더니 다시 병이 호전되었습니다. 생리 식염수는 소금물일 뿐인데도 마치 항암 신약처럼 작용한 겁니다.

이 현상은 현대에 이르러서 **<생각이 육체에 영향을 미칠 수 있다>**고 공인 되었습니다. 그래서 신약을 개발할 때는 정말 약효가 있는 건지 아니면 믿음으로 생기는 가짜 약효인지를 구별해야 합니다. '진짜 약'과 '가짜 약'의

투약 그룹을 나눠서 관찰하는 실험 단계가 그것입니다.

이 사례처럼 당신이 나쁜 생각을 강하게 믿으면 당신의 건강이 앞으로 망가질 것이고, 좋은 생각을 강하게 믿으면 당신 몸도 앞으로 좋아질 가능성이 높습니다.

이것은 **생각이 지닌 '물질 창조성'과 관련 있는 현상**입니다.

불굴의 의지, 역시 마찬가지입니다.

우리가 어떤 상황에 처했을 때 가지는 강력한 신념은 미래를 바꿔 놓기 때문입니다. 유명한 사례로 '빅토리아 알렌'이 있습니다.

1994년에 태어난 빅토리아는 어릴 때부터 수영을 잘해서 지역대회 우승까지 했습니다. 그러던 어느 날 엄청난 불행이 찾아왔습니다. 면역 질환으로 뇌손상을 입고 식물인간이 된 겁니다.

의학적으로 식물인간이 되면 회복이 거의 불가능합니다. 그녀도 그랬습니다. 식물인간이 되고 나서 2년이 흘렀고 결국 의사는 거의 뇌사 상태라서 더 이상 깨어난 확률은 없다는 판정을 내렸습니다. 뇌사는 완벽한 죽음을 의미하는데, 거의 그 상태에 이르렀다는 뜻입니다.

그러나 부모들은 포기하지 않고 생명 유지 장치도 제거하지 않았습니다.

그런데 기적이 일어났습니다. 쓰러지고 4년이 될 쯤에 갑자기 눈을 뜬 겁니다. 손가락도 조금씩 움직였습니다. 시간이 흐르자 말도 할 수 있게 되었습니다.

뇌사에 가까운 식물인간 상태에서 의식이 돌아온 것만 해도 기적 중의 기적입니다.

그녀는 깨어나긴 했지만 하반신마비 상태였습니다. 휠체어를 타야 했습니다.

얼마 뒤, 오빠들이 동생을 수영장에 던졌습니다. 비록 다리를 못 쓰지만 수영선수였던 그녀가 어쩌면 수영을 할 지 모른다는 말도 안 되는 기대감 때문입니다. 물론 의학적으로는 불가능합니다.

그런데 그녀는 조금씩 헤엄치기 시작했습니다. 이것이 두 번째 기적입니다.

그녀는 점차 다리를 더 움직이기 시작하여 2012년에 미국 대표로 장애인 올림픽에 출전합니다. 그 결과 100미터 자유형 금메달을 비롯해서 총 4개의 메달을 땁니다.

뇌사 상태의 식물인간이 하반신 마비도 극복하며 올림픽의 금메달까지 따는 성과.

이는 저절로 마비가 좋아진 것이 아닙니다. 불굴의 의지로 끝없이 노력하여 얻은 결과입니다. 그녀도 너무 고통스러워, 중도에 포기하고픈 생각을 수도 없이 했다 합니다.

더구나 이게 끝이 아닙니다. 하반신 마비로 물에서 수영이 가능한 정도로는 만족하지 않고 걷기에 도전합니다. 그리고 그녀는 마침내 10년 만에 걷는 데 성공합니다.

이 기적은 전 세계에 알려지며 실의에 빠진 하반신 마비 환자들에게 희망이 되었습니다.

정말 대단하지 않습니까?

그녀가 깨어나서 가족들에게 "식물인간 상태일 때 가족과 의료진이 나눈 이야기를 모두 듣고 있었다."라고 말합니다.

그녀는 식물인간 상태에서 끊임없이 깨어나기를 머릿속으로 그리고 또 그렸다고 합니다.

마침내 그걸 현실화했습니다.

다음 단계로 하반신 마비도 끊임없이 머릿속으로 그렸고 현실로 이끌었습니다.

이 모든 게 <생각의 창조성>과 관계있습니다.

모든 사례는 <우연>이 아니라, 그 이면에 적용된 <법칙>이 있습니다. 우주에서는 법칙을 벗어나서 일어나는 현상은 절대로 없습니다.

다시 원점으로 돌아가겠습니다.

정신력으로 버틴다? 그건 아니라고 했습니다.

그렇다면 정신 생명력 스위치의 정체는 과연 뭘까요?

앞서 정신 생명력 스위치는 2개라고 했습니다. 이 스위치는 아래 시스템으로 작동합니다.

1. 물질로부터 오는 정신 에너지를 받아들이는 시스템.
2. 의식으로부터 오는 정신 에너지를 받아들이는 시스템.

물질에서 정신 에너지가 나온다?

이건 현대인들에게는 생소한 개념입니다.

"물질에서 어떻게 정신 에너지가 나와요? 그렇다면 길에 있는 돌이나 바위 같은 것에서도 정신 에너지가 나온다는 말씀인가요?" - 냉철한 독자 아마 당신도 궁금할 겁니다. 정신 에너지가 대체 뭘 말하는지.

⊘ 1. 모든 물질은 정신 에너지를 발산한다.

우리 우주에는 가장 기본적인 법칙이 있습니다.

<에너지 보존의 법칙>입니다.

<우주의 에너지는 새로 생겨나지도 없어지지도 않는다는 법칙>입니다.

예를 들어, 당신이 석유 한 통에 불을 지릅니다. 활활 타며 뜨거운 불길을 내뿜고 석유는 모두 사라집니다. 당신은 그 석유 한 통이 이 세상에서 말끔하게 사라졌다고 생각할 겁니다.

그러나 당신의 눈앞에 있던 석유는 안 보이는 형태로 흩어졌을 뿐입니다. 석유를 이루던 원자들 중에 없어진 원자는 단 하나도 없습니다.

석유를 이루던 원자들은 서로를 연결하는 에너지를 갖고 있었습니다. 불을 붙이는 순간, 결합이 흩어지면서 뜨거운 불의 에너지로 당신에게 따뜻함을 선물합니다. 그 따뜻함은 새로 생겨난 것이 아니라 원래 석유 원자들이 갖고 있던 것입니다. 흩어지면서 그것들을 연결하던 힘이 석유 바깥으로 나온 겁니다. 그리고 원자는 흩어져서 새로운 결합이 생길 때까지 우주를 떠돌며 당신의 시야에서 사라집니다.

이것이 '에너지 보존의 법칙'입니다.

여기에서 **'에너지'**를 **'물질'**이란 단어로 바꿔도 뜻은 동일합니다.

에너지와 물질로 서로 변하기 때문입니다.

$E=MC^2$ (에너지 = 질량 × 빛의 속도 제곱)

이 공식은 본 적 있을 겁니다. 아인슈타인이 밝힌 유명한 공식입니다. 이 공식의 의미는 결국 <에너지는 곧 물질>이란 뜻입니다. (빛의 속도는 항상 일정하니 $E=M$도 성립합니다.)

'물질 보존의 법칙'.

물질은 에너지로 모습만 바꿀 뿐, **절대로** 새로 생겨나지도 없어지지도 않는다는 겁니다.

그렇다면 물질만 그러할까요?

> 우주에는 결코 새로 생겨나는 <것>도 없고, 영원히 없어지는 <것>도 없다.

이것이 우주가 생겨난 이후에 지금까지 한 번도 어긋난 적이 없는 절대 진리입니다.

"에너지 보존법칙은 물리학 이론 중 내가 결코 뒤집히지 않을 거라 확신하는 유일한 이론이다."

이 법칙에 대해 최고의 물리학자인 아인슈타인이 한 말입니다.

만약 이 법칙의 진정한 의미에 눈을 뜨는 순간, 당신은 우주와 인생이 새롭게 보일 겁니다.

우주에 그 어떤 것도 새로 생겨나는 <것>이 없다. → 문장 속의 <것>은 <물질>일 수도 있고, <에너지>일 수도 있지만 모든 <존재>일 수도 있습니다.

왜냐하면 모든 존재는 결국 물질이고 에너지이며 그것들의 조합이기 때문입니다.

당신의 눈에 보이지도 않는 작은 먼지(입자)들이 뭉쳐서 당신이 오늘 사용하는 컴퓨터가 되고, 자동차가 되고 당신의 육체가 되었습니다.

어느 날 컴퓨터가 불에 타서 재가 되더라도 자동차가 사고로 폭발하더라도 그것을 이루던 먼지(입자)들은 사라지지 않습니다. 마찬가지로 먼 훗날 당신이 죽어서 육체가 사라지더라도 결코 그 재료는 우주에서 사라지지 않습니다. 다만 흩어질 뿐입니다.

우리 눈앞에서 사라진 것은 그 재료들이 만들었던 <조합>입니다.

예를 들어 탄소 1번은 어느 좌표에 있고 산소 2번은 그 옆의 좌표에 있고, 이렇게 원자 몇 천억 개(이보다 많음)가 딱 그 위치에 '조합'이 되면 언제라도 다시 '당신의 형상'이 됩니다.

(당신의 영혼도 마찬가지입니다. 정신의 재료들이 특정 조합을 이루어서 당신의 영혼을 형성합니다.)

'스타 트렉'이라는 영화를 보면, 우주선에서 행성의 원하는 위치로 사람을 전송하는 기계가 나옵니다. 현실에서는 불가능하지만 만약 실제로 실현된다면 아래의 원리를 적용할 겁니다.

<당신의 육체를 이룬 물질 전체 조합을 모두 컴퓨터에 입력해서, 당신의 원자들을 몽땅 분해해서 원하는 장소로 보내고, 그 장소에서 입력된 기존의 당신 '조합'을 그대로 배치하는 겁니다.> 물론 이건 중대한 의문이 생깁니다. 너무 방대한 원자들을 똑같이 배치했다고 하더라도 당신의 정신, 즉 영혼은 어디로 사라질 지도 모르니까요. 하하.

정리하면

1. 우주에는 새로 생겨나는 것은 없고 원래부터 존재하던 것**들이다. 그것이 물질을 형성함.**

2. 그 물질은 너무나 작은 재료(소립자나 에너지)로부터 단계적으로 이루어짐.

왜 제가 물질 법칙을 이야기하는가 하면 정신도 마찬가지이기 때문입니다.

"우주가 생겨나서 우연히 생명체가 탄생하고 그 생명체가 우연히 진화하면서 고등 생명체가 생겼다. 또 그 고등생명체에게서만 정신이라는 현상이 생겼다."

이것이 물질과학적인 시각입니다.

하지만 정신은 원래부터 우주와 함께 생겨났으며, 우주가 끝날 때까지 사라지지 않습니다.

정신 대신에 영혼이라는 단어를 사용해도 결과는 동일합니다.

1. 우주에는 정신 현상이 원래부터 존재했다.
2. 정신은 너무나 작은 재료들의 조합으로부터 단계적으로 이뤄진다.

정신은 사실 인간에게만 생겨난 것도 아니고, 동물들에게서만 있는 것도 아닙니다. 정신은 이 우주 모든 물질의 내면에 이미 다 있습니다. 다만 정신의 레벨이 아주 다를 뿐입니다.

모든 물질에 정신이 있다는 것은 생소한 주장으로 들릴 겁니다. 이는 모래 한 톨이나 물 한 방울에도 정신이 있다는 뜻이며, 분자나 원자에도 정신이 있다는 뜻이니까요. 많은 분들이 공감하지 못할 겁니다. 하지만 이미 모두가 아는 사실이라면 제가 이렇게 책까지 쓸 이유가 없습니다. 그러니 상상력을 열고 정신의 본질에 대해 들어보세요.

　사전에서 정신을 찾으면 두 가지 뜻으로 나옵니다. <영혼>과 <지능>입니다.

　물질에서 '정신' 에너지가 나온다는 표현이 물질에서 '지능' 에너지가 나온다는 뜻이 아님을 알 겁니다.

　여기에서 **정신**이라는 의미는 **'영혼'**, 또는 **'영적인 에너지'**가 우리에게 있다는 겁니다. 또한 세상 모든 만물에도 영적 에너지가 있다는 겁니다.

　이것은 또 다른 의문점을 제공합니다.

　현대 의학은 모든 **<생각>**이 **<뇌에서 일어나는 물리 현상>**이라 봅니다. 그렇다면 '영혼'이나 '영적인 에너지'라는 것이, 물질이 아닌 형태로 따로 존재할 수 있는가 하는 의문이 생깁니다.

　우리의 마음이 **<두개골 내에 위치한 뇌의 계산이 일으키는 물질 현상>**에 불과할까요? 아니면 **<두개골을 벗어나서 외부로 뻗어가는 비물질적인 뭔가>**가 따로 있을까요?

　이것이 정신세계 또는 영혼의 영역이 있는가 하는 또 다른 질문과 맞닿아 있습니다.

　그런데 두개골을 떠나서 외부로 뻗어가는 뭔가가 있다는 것을 과학적으로 증명하기는 어렵습니다. 물질이 아니므로, 현대 과학의 눈으로 보면 미신처럼 비과학적으로 보입니다. 그럼 영혼은 존재하지 않고, 정신이나 마음은 뇌가 빚어내는 일시적인 물리 현상에 불과할까요?

저는 결코 아니라고 확실하게 단언합니다. 정신은 비물질적인 뭔가로 따로 존재합니다.

정신은 **물질이 아니기 때문에 물질과학으로 측정하지 못할 뿐**입니다.

(현대 과학은 오로지 물질로 기계를 만들었고 그 기계로 전기나 자기를 측정하고 빛을 분석해서 원자나 전자 등을 확인해 왔습니다. 기존에 존재하는 물리적 힘 4가지(전자기력, 중력, 강한 핵력, 약한 핵력)에 반응하는 것이 아니라면 현대 과학은 아무 것도 알아낼 수 없습니다.)

현대 과학이 측정하지 못한다고 그것이 없다고 결론지을 수는 없습니다. 정신은 마치 물질의 그림자와 같아서 물질 측정 장치로 환히 불을 밝혀봐야 그 정체가 보이지 않습니다. 그래서 물질과학의 눈을 버리고 희미한 정신의 흔적을 쫓아야 합니다. 그렇게 보면 정신은 많은 단서를 남기고 있습니다.

우리 마음이 두개골을 벗어나서 외부로 뻗어가는 무언가가 있다는 것을 어떻게 알까요?

그 중 대표적인 단서 두 가지가 있습니다.

<초감각>과 <집단 무의식>입니다.

이외에도 많지만, 이것만 간단히 예를 들겠습니다. '초감각'은 말 그대로 감각을 뛰어넘어서 느끼는 겁니다.

물질적으로 우리가 외부를 느끼려면, 인체의 감각 기관을 통해서만 가능합니다.

오감인 **눈**으로 보고, **귀**로 듣고, **코**로 냄새 맡고, **입**으로 맛보고, **피부**로 접촉하는 것.

이걸 통해 얻은 정보를 당신의 뇌가 분석해서 세상을 느낍니다.

예를 들어, 당신이 싱그러운 숲속으로 갑니다. 초록색 잎사귀의 나무를 눈으로 보고, 지저귀는 새 소리를 듣습니다. 코끝에 닿는 피톤치드 향을 맡으며 과일을 맛봅니다. 당신은 손으로 꽃을 부드럽게 만집니다. 이렇게 당신은 숲의 모든 것을 온전히 오감을 통해서만 느낍니다.

만약 이런 오감을 통하지 않고 느끼면 <초감각>, 즉 <감각을 뛰어넘는 느낌>이라 합니다.

<육감>, 또는 <초능력>이 이에 속합니다. 초능력이라는 단어가 나오는 순간, 어떤 분은 피식 웃을 겁니다.

"와! 갑자기 이 건강 서적이 안드로메다로 가네."

'안드로메다'로 간다는 표현은 엉뚱한 곳으로 간다는 뜻이죠. 그럴 만합니다. 영화에서 나오는 초능력자는 손에서 불길을 뿜고 눈에서 레이저를 쏘며 순간 이동도 합니다. 생각만으로도 자동차를 공중으로 날리는 염력도 보여줍니다. 물론 상상에 불과한 능력입니다. 하지만 초능력 중 텔레파시나 예지력은 예외로 상상이 아닌 현실에 존재합니다.

❶ 텔레파시

"예? 텔레파시가 실제로 가능하다고요? 그럼 저도 훈련하면 남의 마음속 생각을 읽어내는 텔레파시 초능력을 가질 수 있는 겁니까?"

그럴 리가 있습니까? 그게 가능하면 제가 지금 당신의 마음속을 읽고 있을 겁니다. 어쩌면 누군가가 보이스 피싱 대신 텔레파시로 당신의 통장 비밀번호나 개인정보를 마구 읽어서 당신의 돈을 훔쳐갈 지도 모릅니다.

특히 연예인이나 스포츠 톱스타들은 용변 보러 함부로 화장실 갈 생각도 못할 겁니다. 가령 방탄 소년단이나 손흥민이 무슨 생각 중인지 수 십 만 명 넘는 사람들이 실시간으로 염탐한다면 어디 겁이 나서 스타가 되겠습니까? 하하.

하지만 이렇게 텔레파시로 남의 마음속을 함부로 읽는 것은 우주의 법칙 상 불가능합니다. 영화와 달리 현실의 텔레파시는 상대방의 머릿속을 속속 들이 읽어낼 수가 없습니다.

정확하게 설명하면 텔레파시는 **<정신적 교감>**입니다.

그 현상은 **마음을 열고 있는** 상대와 **무의식적으로 교감**하는 수준입니다.

서로 교감하는 존재끼리는 정신적으로 얽혀 있습니다. 그래서 말을 하지 않아도 마음속의 생각이 전달되는 경우가 가끔 생깁니다. 흔히 친한 사람은 마음이 통한다고 표현하는데, 텔레파시는 말 그대로 마음이 통하는 현상입니다. 하지만 때로는 마음을 열지 않은 상대와도 교감하는 현상도 일어나긴 하지만, 우리 인간에게는 발생 빈도가 매우 낮습니다.

예를 들겠습니다. 당신은 살아가면서 친한 지인끼리 동시에 같은 말을 내뱉는 경우를 경험한 적이 혹시 없었습니까? 또는 상대가 어느 순간, 내가 머릿속으로 흥얼거리던 노래를 따라 부르기 시작한 경험은 없었습니까?

제 최근 경험담입니다. 저는 얼마 전에 친한 동생 집을 방문했습니다. 그 동생이 잠시 누웠다가 꿈을 꾸고 있는데 꿈에 누군가가 손으로 브이 사인을 보내는 것을 봤다고 합니다. 그런데 제가 인터폰을 누르는 순간, 뜬금없이 저는 손으로 브이를 만들어 보여주고 싶었습니다. 그 집을 수 십 번 넘게 갔지만 인터폰을 누르면서 브이를 그리기는 처음이었습니다. 그 동생은 인터폰 소리에 깨서 화면을 보고 깜짝 놀랐다고 합니다. 바로 직전 꿈에 본 브이를 펼치는 저를 본 겁니다.

이것과는 다른 종류의 경험으로, 오랜만에 어떤 사람을 떠올렸는데 그 사람으로부터 연락이 온 경험은 없습니까? 이건 앞의 책 '더룰 리치편'에서 설명한 '끌어들임의 법칙'으로 연결되기도 합니다.

어쨌든 이러한 현상은 **무의식적**으로 일어나는 일이며, 내가 원한다고 상대의 마음을 알아낼 수는 없습니다. 오히려 내가 상대의 마음을 알아내려고 하면 나의 의식이 작용하기 때문에 무의식적인 소통을 방해합니다.

텔레파시의 교감은 무의식의 영역에서만 가능한, 발생빈도가 매우 드문 사건입니다. 이 현상을 믿지 않는 이들은 본인의 착각에 불과하다고 말할 겁니다.

명상을 한 사람들은 좀 더 잦은 빈도로 경험하며 저 역시도 이 현상을 많이 경험했습니다. 비과학으로 매도하기에 앞서, 천재 물리학자인 아인슈타인도 텔레파시를 인정했음을 알았으면 합니다.

아인슈타인은 텔레파시 연구 책을 추천하는 서문을 써 줬는데, 그 책을 쓴 저자의 텔레파시 실험은 믿을 만하다고 했습니다.

그 책의 저자는 아주 먼 장소에서 상대방이 혼자 그린 그림을 맞추는 실험을 했습니다. 290회 실험 중에 60번은 그 모양을 정확히 맞췄고 155번은 근사치로 맞췄다고 합니다. 믿기지 않는 놀라운 결과이지 않습니까? 하지만 아인슈타인이 평소 그 사람을 관찰한 바로는 그 사람이 실제 그 능력을 지닌 것을 인정한다고 했습니다. 치밀한 과학의 눈을 지닌 아인슈타인이 결코 어수룩하게 속아 넘어갈 사람은 아닙니다.

당신이 폭넓은 지식을 지녔다면 현대 심리학의 지평을 연, 최고 심리학자 '프로이드'를 아실 겁니다. 심리학자의 대가 '프로이드'는 텔레파시에 대해 평생 비판을 했던 사람입니다. 착각이고 헛소리라고 말입니다. 그는 아끼는 제자였던 '칼 융'과도 이 문제로 늘 대립 했었습니다.

그랬던 그가 계속 연구한 결과, 말년에는 텔레파시를 결국 인정했다고 합니다.

이렇듯 최고의 물리학자와 최고의 심리학자가 인정하는 데에는 타당한 근거가 있었겠지요?

영국의 저명한 과학자, '루퍼트 쉘드레이크'라는 박사가 있습니다. 학계에서도 상당히 유명한 사람인데, 다양한 방법으로 텔레파시를 실험해 증거와 학설을 과학적으로 제시했습니다.

1930년대 영국에서 있었던 신기한 현상입니다.

그 당시는 우유 배달부가 집 앞에 우유를 놓아두는 일이 일상이었습니다. 우유병을 보고 새가 날아와서 안의 우유를 먹고자 했지만 단단한 유리와 뚜껑으로 막힌 우유를 먹을 방법이 없었습니다. 그런데 우연히 새 몇 마리가 우유병 뚜껑을 여는 법을 알아냈다고 합니다. 그 직후에 유럽 전역의 새들이 갑자기 어떤 영문인지 우유병 뚜껑을 열기 시작합니다. 이것이 퍼진 속도는 너무 빨라서 새 한 마리가 다른 곳으로 날아가 방법을 가르쳐 주는 건 불가능합니다. 이 참새보다 작은 새들이 영국 해협을 건넜을 가능성도 없었습니다. 그러니 작은 새가 날아서 지식을 전달했다는 것보다, 보이지 않는 뭔가로 새들이 모두 연결되어 지식을 알게 된 것만 같았습니다.

루퍼트 쉘드레이크는 이런 현상을 '생물끼리 거리를 뛰어넘어 어떤 연결되는 장에 의한 공명'이라고 설명합니다.

이미 오래 전에 다른 과학자들의 실험으로, 인간은 먼 곳에 있는 사람과 의사소통을 할 수 있는 능력을 지녔다고 확인됐습니다. 이에 대해 쉘드레이크 박사는 생물과 물질 사이에는 시간과 공간을 넘어서 특정한 영상이나 행동을 전달하는 미지의 자기장 같은 것이 존재한다고 합니다. 또한 마음 에너지가 거리를 뛰어넘어 다른 생물에도 영향을 준답니다.

쉘드레이크의 주장을 알기 전부터, 저는 텔레파시 현상 체험하고 원리를 연구했습니다. 그건 물질 현상이 아니고, 알 수 없는 전자기장도 아닙니다. 물질이 아닌, '정신'의 파장이 뻗어가서 서로 얽혀 교감하는 현상입니다.

이제 텔레파시가 조금 긍정적으로 보입니까?

❷ 예지력

이것도 역시 무의식의 레벨에서 일어나는 사건입니다.

"오호! 예지력은 솔깃합니다. 선생님이 방법을 가르쳐 주시면 이번 주 시험 문제를 제가 미리 알아서…"

그런 방법 있으면 이번 주 시험문제보다 차라리 로또 번호를 맞추세요. 예지력이 있다고 말했지, 그렇게 속속들이 당신이 원하는 미래를 알 수 있다고 말하진 않았습니다.

그렇다 해도 조금이라도 미래를 알 수 있다면 당신의 선택에 그걸 이용하고 싶을 겁니다.

인생은 선택의 연속이니, 살다보면 이런 생각이 듭니다. 그때 다른 선택을 했더라면?

"맞아요. 그 때 망할 놈의 주식에 전세 자금을 넣는 게 아니었는데…"

"소개팅에 나가서 지금의 남편을 만나지 않았더라면,"

"흑흑. 그때 우리 애가 그 택시를 타지 않았더라면,"

모든 불행을 다 피해갈 수는 없습니다. 그러나 큰 불행을 피하고자 하는 당신의 소망은 무의식에 항상 깊이 박혀 있습니다. 무의식에 주문한 명령은 당신이 의식하지 않아도 꾸준하게 작동합니다.

그래서 무의식은 당신의 불행을 막고자, 행운을 잡고자 당신에게 정보를 전해줍니다.

운 좋게 그 신호를 받아서 선택을 다르게 하는 사례도 간혹 있습니다. 불길한 꿈을 꾸고 비행기를 취소했는데 추락했다거나, 계약서에 사인을 하려는데 안 좋은 느낌이 들어서 취소했더니 사기였다는 식의 사례 말입니다.

이런 사례를 들으면 예지력은 존재하는 것 같습니다. 그러나 당신이 느끼지 못하면 허황된 이야기 같습니다. 그렇다면 당신은 예지력을 왜 제대로 발휘하지 못할까요?

"눈을 감고 집중해보자. 예지력아, 가르쳐줘. 나는 누구랑 결혼할까? 어? 이미지가 떠오르네. 누구지? 뉴진스의 민지잖아. 와우! 내가 민지랑 결혼하는 거야? 신난다!"

그럴 리가 없겠죠? 하하. 그건 그냥 당신의 망상입니다. 의식의 상상력은 당신이 소망하는 것을 보여주길 잘 합니다. 결코 미래를 보여줄 수 없습니다. 그래서 우리는 예지력이 없다고 믿게 됩니다.

당신이 의식을 집중하는 순간 상상력만 발휘되고, 무의식의 정보는 더욱 가려집니다.

하다못해 동전의 앞면 뒷면 맞추기를 해도 어떤 사람은 지독하게 못 맞춥니다. 확률이 반반인데도. 일명 '똥 손', '똥 촉'이라고 불리는 사람이 있습니다. 이런 사람은 어찌 보면 오히려 상상력이 너무 뛰어난 사람입니다. 도움이 안 되는 쪽으로. 하하.

'똥 촉'이 아니더라도 '**의식을 집중**'해서, 미래를 꿰뚫어 보는 일은 불가능합니다. 그런 까닭에 스스로는 미래를 알 수 없게 되고 어떤 이는 점쟁이를 찾아갑니다. 이 말은 세상의 누군가는 예지력이 있을 거라고 믿는 사람이 많다는 뜻입니다.

하지만 점쟁이도 미래를 맞추는 능력은 당신과 50보 100보 차이입니다. 깨어있는 상태에서 의식을 이용해서 미래를 맞추는 것은 너무나 어렵습니다. 만약 정말 용한 점쟁이라면 깨어있지만 자신의 의식은 없는, 희한한(?) 상태가 되어야 발휘 가능합니다.

일반인도 예지력은 의식이 희미할 때 가장 잘 발휘됩니다. 그건 잠들었을 때입니다.

바로 꿈에서 발휘하는데. 이때가 당신 무의식이 가장 자유롭게 움직이는 시간입니다.

그렇다고 해도 당신은 왜 꿈이 예지력을 보여줄 수 있는 걸 모르고 살았을까요?

정확한 이유는 <**정보 전달 방식**>이 다르기 때문입니다.

당신이 깨어있을 때는 의식의 정보 전달 방식을 쓰며 말과 이미지로 명확하게 구분됩니다.

꿈은 무의식의 정보 전달 방식인데, 말 그대로 무의식이기 때문에 우리가 알지 못하는 불명확한 신호에 불과합니다.

그래서 대부분의 꿈은 직접적으로 음성을 들려주지 못 합니다.

"내일 운이 좋으니 복권을 사. 당첨될 거야."

꿈이 이렇게 말했다면 당신은 알아차렸을 겁니다. 만약 꿈에서 복권이 당첨되는 장면을 봤다 하더라도 그건 예지력이 아니라, 당신이 평소 바라는 것을 본 것일 확률이 높습니다.

무의식은 **무의식의 소통 언어**가 따로 있습니다. 이것을 <상징>이라고 합니다.

언어는 당신이 '인식할 수 있는 영역(의식의 영역)'에 쌓아진 지식이기 때문에, 무의식이 우리 언어로 표현하는 것은 힘듭니다.

"내일 차 사고가 날 거야. 조심해."라고 알려주고 싶으면 그에 해당하는 불길한 상징으로 보여줍니다.

흔히 해몽을 하는 것도 이처럼 꿈의 언어가 현실 언어와 다르기 때문입니다. 꿈의 언어는 '집단 무의식'이라는 우리 종족 전체의 원시적인 기억과 관련 있습니다.

'꿈에 돼지가 나오거나, 큰 불이 나오면, 현실에서 재물이 들어온다.'

이런 해몽이 전혀 근거가 없다면 이렇게 데이터로 누적되어 전해 내려오지 않을 겁니다. 실제로 어떤 이는 그런 꿈을 꾸고 엄청난 재물이 들어오는 일을 겪고 어떤 이는 그런 꿈을 꾸지만 아무 일도 일어나지 않기 때문에 반신반의하는 겁니다.

그렇다면 무의식이 어떻게 미래를 맞추는 신비한 능력을 지닐 수 있을까요?

예지와 달리 텔레파시는 같은 시간대에서 일어나는 현상입니다. 당신과 상대가 정신이 얽혀지기만 하면, 머릿속에 와이파이가 연결된 것처럼 상대 마음이 전해질 수도 있을 법 하지 않습니까? 그러나 당신이 신도 아닌데 무의식은 어떻게 미래를 미리 알까요?

그것은 '징조'가 있기 때문입니다. 제 책 '더 룰 리치편'의 내용을 일부 보여드리겠습니다.

어떤 일이 벌어질 때, 보이지 않는 에너지가 미리부터 작용합니다. 그래서 징조라는 현상이 생깁니다.

징조. 예를 들어 큰 지진이 나기 전, 사람은 모르지만 동물들은 미리 안다 합니다.

2008년 중국 사천성에서 지진이 일어나기 4일전에 진원지 근처 마을에서 10만 마리가 넘는 두꺼비가 대규모 이동했다 합니다. 이때 도로의 많은 두꺼비들이 사람들과 차에 밟혀 죽는데도 꾸역꾸역 한 방향으로 이동했습니다. 이를 이상하다고 사람들이 여겼는데 그 뒤 대지진이 일어났다 합니다.

옛날 속담에 배가 침몰하기 전에 쥐들이 먼저 탈출한다는 말이 있습니다. 또 도살장으로 끌려가는 소가 죽음을 예견하고 눈물을 흘린다는 일화들도 있습니다.

이런 특이한 예지력은 동물에게만 있겠습니까?

당연히 사람에게도 존재합니다.

동물이나 사람이나 모두 보이지 않는 에너지가 만드는 징조의 파장을 알아채는 능력을 지니고 있습니다.

쉽게 설명하면 큰 비행기가 추락하는 대형 사고가 일어나기 전에, 그 주변에는 보이지 않는 힘이 작용해서 그 패턴의 파장이 생기기 시작합니다. 이 우주의 에너지를 우리 정신의 영역, 특히 무의식은 읽어내는 힘이 있습니다.

흔히들 말하는 육감. 촉은 이런 원리로 존재합니다. 동물은 그 능력이 퇴화하지 않았지만 인간은 다릅니다. 인간은 어느 순간부터 눈에 직접 보이는 사물의 원리에만 집중하다 보니, 비물질적인 신호는 무시하는 경향이 강해지게 되었습니다.

그래서 현대인들은 자신이 예지력이나 텔레파시를 지닌다는 사실을 잊고 삽니다.

당신이 돼지꿈을 꿨습니다. 큰 재산이 들어올 징조라고 합니다. 꿈대로 횡재가 일어날까요?

죄송하지만 당신이 꾸는 꿈은 거의 '개꿈(의미 없는 꿈)'입니다.

"에이. 선생님. 결국 개꿈이잖아요. 괜히 예지력을 말해서 미신을 기대하게 만듭니까?"

평생 살면서 당신은 텔레파시를 얼마나 경험해봤습니까? 인식하지 못할 만큼 드문 현상입니다. 예지력도 마찬가지입니다.

그렇다면 예지력이 있더라도 왜 자주 발휘 못할까요?

미래는 확정적이지 않고, 무의식이 만능도 아니기 때문입니다.

미래는 확률적으로 일어나기 때문에 당신이 내일 시험에서 합격, 불합격할 가능성은 모두 공존합니다.

다만 확률적으로 합격할 확률이 압도적으로 높은 경우에는 그 패턴의 파장이 강해집니다. 이 때 꿈에도 그 신호가 잡힙니다. 이런 경우 나중에 합격하여 꿈의 힌트가 맞았다는 인상을 남깁니다. 그러나 그것은 꿈의 <드문 성공 사례>입니다. 합격에 대한 예지력이 발동했다고 반드시 맞는 것은 아니라는 뜻입니다. 미래는 확률 추첨이고 낮은 확률의 일이 일어나기도 하기 때문입니다.

또한 당신의 꿈은 개꿈이 대부분입니다. 꿈은 예지력의 신호만 반영하는 것이 아닙니다. **평소 두려워하던 것이나, 평소에 이루고 싶었던 것을 반영**해서 여러 상징들이 뒤섞여서 번갈아 나타나는 빈도가 압도적으로 높습니다.

❸ 집단 무의식

텔레파시에서 새들끼리 정보가 연결되는 것을 이야기했습니다. 결국 생물들은 그 집단에 공통적인 정신 연결망이 생긴다고 볼 수 있습니다. 예지력이 꿈의 상징으로 나타나는 것도 집단 무의식에서 비롯됩니다.

당신과 저는 따로 떨어져 있는데 무의식이 서로 공유되는 부분이 있다니 놀랍지 않습니까?

*

우리 마음이 두개골을 벗어나서 외부로 뻗어가는 무언가가 있다는 것을 이제 어느 정도 근거가 있어 보입니까?

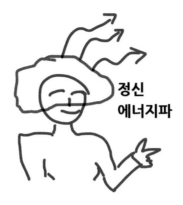

정신
에너지파

그래도 못 믿는 분이 계실 겁니다. 텔레파시나 예지력은 그럴듯해도 아직은 비과학입니다.

"과학의 증거가 필요해. 과학적 증거가 필요해. 과학스러운 증거가 필요해."

이런 분을 위해 최첨단 현대과학을 준비했습니다.

당신 지식의 등급을 **최첨단 현대인 수준**으로 올려줄 수단은 바로 '양자역학'입니다.

"아! 양자역학이라니! 살려주세요. 그건 너무 어려워서 제 머리가 터져 버릴 지도 모릅니다."- 엄살 심한 독자

하하. 살려는 드리겠습니다. 양자 역학이라는 말에 책부터 덮을 생각하는 분이 있다면 안심하세요. 물리학 책도 아닌데 제가 뭘 그리 학문적인 내용을 다루겠습니까? 초등학생도 이해할 정도로 쉽게 말하겠습니다.

❹ 양자 얽힘

(양자?)

양자 역학이라는 단어는 많이 듣는 용어이지만, 과학에 관심 있는 분도 의외로 잘 모르는 분야이기도 합니다. 그래서 저희 한의원에 온 아주머니 환자분에게 여쭤봤습니다.

"혹시 양자가 뭔지 아세요?"

"아이고. 선생님. 그 쉬운 걸 물어보시다니. 저를 어떻게 보시고."

"아. 죄송합니다. 제가 책 쓸 때 참고로 하려고요. 물리학 상식과..."

"네. 양자는 친 자식이 아니라, 어디서 들여온 자식이지요."

"흠흠. 그렇죠."

제가 물어본 게 잘못이었습니다. 그 뒤 양자 역학으로 물으니 잘 모른다고 하십니다.

이런 사람도 원자는 알 겁니다. 모든 물질이 원자로 이뤄졌다는 것은 초등학생도 아는 상식이니까요. 그렇다면 이제 양자도 어렵지 않습니다.

쉽게 말해 양자는 '**원자보다 작은 물질**'로 생각하면 됩니다.

원자보다 작은 물질 = 가장 작은 물질.

다시 말해, **양자는 '가장 작은 물질'**이라는 정도만 아시면 당신은 훌륭한 현대인입니다.

(양자 얽힘?)

'양자 얽힘'은 말 그대로 '양자끼리 서로 연결되어 있다'는 겁니다. 그것도 거리를 뛰어넘어 연결되는 현상입니다.

양자는 하나를 반쪽 내서, 먼 거리에 각각 떨어트려 놓아도 서로 연결되어 반응합니다.

양자는 머리에 그림이 잘 그려지지 않으니 사람을 양자 크기로 줄여보겠습니다.

SF 영화에서 앤트맨이 양자 크기로 작아지는 장면처럼 당신을 양자 크기로 줄여보겠습니다. 그 뒤, 잔인하게 당신을, 허리를 기준으로 정확히 반쪽으로 싹뚝 자르겠습니다.

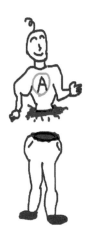

"앗! 무서워요! 가상이라고 해도 끔찍합니다."

상상만 해도 끔찍하죠? 그래도 안 죽을 거니까 안심하고 보세요.

이렇게 자극적이어야 당신이 책을 덮고 나서도 기억할 것 같습니다. 하긴 이 정도 자극의 예라면 당신이 죽을 때까지 기억할 지도 모릅니다. 하하.

허리 위 상반신, 허리 아래 하반신.

이렇게 둘로 나뉜 당신은 신기하게도 죽지 않습니다.

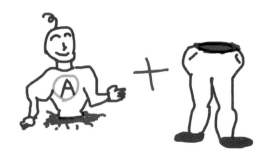

이제 잘린 <상반신>을 당신 집에 두고 저희 집에 <하반신>을 두겠습니다. 사람이 걸음을 걸을 때는 왼손을 앞으로 내밀면 오른발이 앞으로 나갑니다. 자. 당신 집의 <상반신>을 움직여, 왼손을 앞으로 내밀어 볼까요?

이제 놀라운 일이 벌어집니다. 서로 떨어져 있는데도 저희 집에 있는 <하반신>이 반응해서 오른발을 내밀어 걷기 시작합니다. 어떻게 이럴 수가 있을까요?

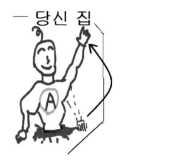

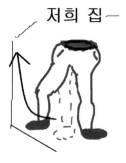

마치 상반신과 하반신이 떨어져 있지 않고, 딱 연결된 것처럼 움직이는

겁니다.

혹시 거리가 가까워서?

우연의 일치로, 책을 읽는 당신이 제 옆집에 살 수도 있으니 더 멀리 옮겨 보겠습니다. 이번에는 <하반신>은 그대로 제 집에 두고, <상반신>은 안드로메다까지 보내겠습니다.

안드로메다 은하는 지구로부터 250만 광년이나 떨어져 있습니다. 빛의 속도로 가는 우주선으로 무려 250만년이나 걸립니다.

하하. 그때까지 저희가 살아있을까요? 250만년을? 당신 반쪽을 보내는 도중에 저희는 늙어 죽고 없겠습니다.

하지만 우리는 그걸 무시하고 반쪽짜리 당신을 0.1초 만에 보내 실험을 하겠습니다.

안드로메다에 있는 당신 <상반신>이 양손을 번갈아 앞뒤로 계속 흔들면, 즉시 제 집의 <하반신>이 걷기 시작합니다. 오른발, 왼발, 오른발.

열린 문으로 거리로 나가 걷는 당신의 <하반신>을 보고, 시민들이 놀라 자빠집니다.

"꺄악. 좀비다!!!"

"하반신만 남은 시체가 걸어온다!"

어떻게 이럴 수가 있을까요?

양자는 거리를 초월해서 서로 붙어있는 것처럼 행동하는데, 가장 중요한 핵심은 <거리를 초월해서>라는 점에 있습니다.

원래 한 몸의 거리가 0mm이고, 반을 잘라 보낸 안드로메다는 250만 광년이었습니다. 0이나 250만 광년이나 상관없이 똑같이 연결되어 있다는 겁니다.

양자 크기의 당신 몸은 잘리기 전과 후에도 여전히 똑같이 한 몸인 셈입니다.

이처럼 우리 눈에는 떨어져 있는 물질들도 그 근본 세계로 들어가면, 결국 '보이지 않는 어떤 뭔가로 연결'되어 있습니다.

거리와 상관없이, 우주는 하나의 '어떤 시스템'으로 연결되어 있는 셈입니다.

<거리와 상관없다>는 것은 <물질적인 공간과 상관없다>는 뜻이고 그것은 곧 <물질을 초월한> 비물질적인 것과 매우 비슷한 특성을 지닙니다.

그래서 물질의 근본 내면은 우리의 <정신과 동일한 어떤 시스템>을 공유하고 있습니다.

정신은 공간을 초월한 연결이 가능합니다. 이는 양자의 특성과 너무나도 같습니다.

<물리학에서 양자 얽힘의 현재 상황>

(어려운 분은 그냥 넘어가세요.)

양자 얽힘(quantum entanglement)이란?

- 양자를 둘로 쪼개서 아무리 먼 거리로 분리시키더라도

- 이쪽의 반 쪽 양자의 회전 방향이 정해지면

- 동시에 다른 반쪽의 회전 방향이 반대로 정해지는 현상

이는 마치 서로 보이지 않는 신호를 거리를 초월해서 주고받는 것처럼 보입니다.

이러한 양자 얽힘 현상을 응용하면 아무리 먼 곳이라도 동시에 통신할 수 있다는 의미이기도 합니다.

예를 들어 지구에서 목성으로 우주선을 보냈을 때 우주선과 통신을 한다면 영화에서는 실시간으로 대화를 나누지만 현실은 불가능합니다.

빛의 속도로 35분 거리에 있기 때문에 당신의 말이 전파를 타고 가는데 35분, 다시 그 대답이 오는데 35분. 합이 1시간 10분 뒤에나 상대 응답이 들립니다.

만약 우주선의 당신이 "큰일 났어. 우주선에 시한폭탄이 터지기 직전인데 파란 선을 잘라야 해? 빨간 선을 잘라야 해? 시간은 1시간 남았어."라고 지구 본부에 묻습니다.

지구의 담당자가 즉시 응답합니다.

"빨리! 빨간 선을 잘라!"

그러나 우주선에 대답이 들리는 것은 시한폭탄이 터져 다 죽고 10분 뒤입니다. 흑흑.

그러나 양자 통신이 가능하면 묻는 즉시 대답을 들을 수 있습니다.

이제 다시, 우주선에 있는 당신이 "우주선에 시한폭탄이 터지기 직전인데 파란 선을 잘라야 해? 빨간 선을 잘라야 해?"라고 지구 본부에 물었습니다.

지구 담당자의 "빨간 선을 잘라!"라는 대답이 실시간으로 당신 귀에 곧 들립니다.

당신은 웃으며 전화기에 키스를 열심히 퍼부으며 이렇게 말합니다.

"사랑해요. 양자 통신! 대박!"

하하. 농담을 덧붙였지만, 우주 시대가 열리면 반드시 필요한 기술이기도 합니다.

이게 지구와 목성 간의 거리이기 때문에 시간 차이가 1시간 10분입니다. 만약 우주선이 100광년이나 떨어져 있다면? 지구에서 대화를 걸면 대답은 왕복인 200년 뒤에 오니 통신 두절과 마찬가지입니다. 그러니 양자통신은 우주 시대에 꼭 필요합니다.

이 신비한 <양자 얽힘>은 아직 가설에 불과할까요?

천만에 말씀입니다. 이미 물리학에서 증명이 되었습니다. 뿐만 아니라 이것을 응용한 양자 통신도 벌써 개발되었습니다.

"먼 우주와 실시간 통화할 수 있는 양자 통신이 진짜 개발되었다고요?"

거짓말 같죠?

2022년의 노벨 물리학상은 양자 통신을 실용화하는데 기여한 물리학자 3명에게 돌아갔습니다.

<양자 얽힘>은 <양자 순간이동>으로도 불립니다. 현재는 이 기술을 이용해서, 광섬유나 무선으로 정보를 먼 거리로 전송하는 게 충분히 가능해졌습니다.

당신이 양자통신만 검색해 봐도 많은 기사를 볼 수 있습니다.

또한 양자의 거리를 초월하는 현상에 주목한 물리학자들은 영화에서만 보던 '공간 점프'라는 것도 연구하고 있습니다.

"워프!"

파아아아아악~~~. "도착!"

SF영화를 보면 우주선이 순간적으로 가속해서 공간 점프를 하는 장면들이 나옵니다.

지구에서 몇 백 광년 떨어진 행성도 이 기술로 순식간에 도착하곤 합니다.

'스타 트렉'이라는 영화에서도 자주 나오는 장면입니다. 보통 '시공간 터널(웜홀)'을 이용하는 설정인데 이것은 당연히 상상에서만 가능한 기술입니다.

그런데 양자 얽힘을 연구하던 어떤 과학자들이 난데없이 이걸 연구하기 시작합니다. 아무리 봐도 엉뚱하게 보이죠?

그 과학자들은 기발하게도 양자가 <거리를 초월해 연결>될 수 있는 것은 우리 눈에 보이지 않는, 어떤 <시공간 터널>이 있기 때문이라고 여깁니다. 그 시공간 터널을 발견해 이용한다면 물질의 공간점프도 가능할 거라 추측합니다.

어쩌면 그 추측이 사실이어서, '웜홀'이나 게임, 영화에 등장하는 '포털'의 문을 열게 될지도 모릅니다.

이게 실현되면 아침은 한국에서 저녁은 화성에서 먹는 것도 가능해집니다. 언젠가는 진짜로 번쩍하는 순간 안드로메다 은하까지 갈지도 모릅니다.

제가 이런 허황된 상상을 이야기하는 것은 모든 과학의 발전은 오랜 과거에는 허황된 상상으로 치부되었기 때문입니다.

당신이 만약 400년 전 조선시대에 살았다고 칩시다. 대략 임진왜란이 있고 이순신 장군이 활약하던 시대입니다.

이때 당신이 조선의 과학자들에게 언젠가는 달나라로 사람이 가고, 손거울 같은 것으로 지구 반대편 사람과 마주 보고 이야기 하는 시대가 올 거라고 말한다면?

"야이! 미친 놈아! 거북선 타고 달나라를 가?"

이런 말을 듣고 어딘가에 갇힐 겁니다.

당신이 그 무렵 유럽에 살았더라도 마찬가지. 그 당시 지식으로는 어떤 과학 이론을 뒤져도 불가능하고, 오직 서양의 마법, 동양의 도술이라는 상상의 능력으로만 가능합니다. 가령 비행기는 구름을 타고 나는 도술, 빗자루 마술. 핸드폰 화상 통화는 손거울 마법으로 상상이나 하던 시대입니다. 그런데 상상의 마법이 현대에는 과학으로 이뤄졌습니다.

양자통신만 해도 불과 30~40년 전만 해도 불가능한 영역이었습니다.

1970년대에 과학자가 가까운 미래에 100광년이나 떨어진 행성과도 실시간으로 통화 가능한 기술이 개발된다고 말한다면 '과학'의 '과'자도 모른다고 따돌림 당할 겁니다. 100광년은 빛이 100년이 걸린다는 것이 상식인 시대니까요. 동 시간 통화는 물리학 법칙을 위배하는 마법과 같았습니다.

그러나 현재는 이뤄졌습니다.

이처럼 지금의 마법 상상으로만 가능한 것이 다음 세대에선 이뤄질 지도 모릅니다.

마블의 영화 '닥터 스트레인지'를 보면 마법으로 동그란 원 모양의 '포털'을 열어서 그 문을 통해 다른 장소로 바로 갑니다.

순간 이동 또는 워프는 영화 속 마법사만 가능하지만, 언젠가는 진짜로 실현될 날이 올 지도 모릅니다. 그 날까지 우리가 살아있다면 좋겠지만요. 하하.

자. 그럼 다시 정신에 대한 이야기로 돌아오겠습니다. 텔레파시, 예지력, 공간 점프 등등 SF영화 같은 희한한 이야기에 빠져있다 보니, 당신이 무슨 책을 읽고 있었는지 깜빡한 건 아니죠? 이건 건강 서적입니다. 하하.

결국 이 모든 것은 정신의 정체에 대해 설명하기 위해서입니다.

⑤ 원리를 알아야 강력한 효과를 얻는다.

"선생님! 정신의 정체를 아는 것이 제 건강관리에 왜 필요하죠? 철학책도 아니고 물리학 책도 아니고 저는 건강 서적을 샀는데요?"

어떤 분은 이렇게 어리둥절할 수도 있습니다.

사실 당신 입장에서는 골치 아픈 이야기는 집어치우고 당장에 신통한 건강법 몇 개만 알려주기를 바랄지도 모릅니다.

책의 앞부분에서 말씀드렸지만, 제가 책을 쓰면서 가장 고민했던 것이 이런 부분입니다.

'책을 최대한 쉽게 써야, 동네 시장에서 장사하시는 아줌마들도 읽고 혜택을 누릴 것이 아닌가?'

그러나 그렇게 하려니 이것저것 이론적인 것은 다 빼고 실천요령만 말해야 합니다.

죽음의 원인이니, 생명은 어디서 오는가 하는 따위는 사실 우주의 생성만큼이나 근원적인 질문입니다. 그런 원리는 철학과 과학의 최고 이론을 건드릴 수밖에 없습니다. 그리고 이런 전문 이론을 모든 사람에게 쉽게 설명한 다는 것 자체가 무리한 도전입니다.

하지만 제가 근본 원리에 대해 설명 없이, 무작정 "손발을 문질러라.", "명 상하라."처럼 결론만 말하면 이 책이 기존의 건강 서적과 무엇이 다르겠습 니까? 또 당신은 그 건강법을 무슨 이유로 확신이 들어서, 매달려 실천하겠 습니까?

아무 근거 설명 없이 하는 실천 요령은 분명히 한계가 있습니다. 또한 기 적의 건강법은 그 효과의 토대가 <생명을 일으키는 우주의 법칙을 깨닫는 것>으로부터 비롯됩니다.

사과가 땅으로 떨어진다는 사실은 누구나 다 압니다. 굳이 뉴턴이 거창하 게 만유인력의 법칙이라고 이름을 붙이지 않아도 원시시대부터 아는 사실 이었습니다.

하지만 뉴턴이 만유인력의 법칙을 깨닫는 순간, 그것을 이용할 기회가 열 렸습니다. 중력을 계산해서 인류는 달에도 가고 혜성의 움직임도 미리 예측 합니다.

당신이 엘리베이터를 타거나 비행기를 타도, 당신의 몸무게가 기계의 움 직임에 방해가 되지 않는지를 우리는 정밀하게 계산하게 된 것입니다.

"앗! 고객님. 내리세요. 당신의 몸무게가 이 기계를 추락시킬 수 있습니 다. 삐~익!"

엘리베이터가 "삐~익."하는 중량 초과 경고음을 당신에게 내뱉는 배후에 는 뉴턴이 있었습니다. 하하.

그러니 건강법에 앞서서, 전문적인 법칙 설명을 두려워하지 말고 읽어보세요. 절반만, 아니 10분의 1만 이해하더라도 당신에게 큰 도움이 될 겁니다.

❻ 정신의 정체

이제 정신이라는 것이 <두개골 안에서만 일어나는 물질 현상>만이 아닌, <외부로 뻗어가는 공간을 초월하는 힘을 가진 또 다른 현상>이라는 것에 공감하십니까?

"공감 못 합니다. 정신은 두개골 안의 뇌가 일으키는 물질적인 현상입니다."

현직 뇌 연구 전문가는 아직도 이렇게 답할 겁니다.

뇌를 연구하는 의학이 매우 발달한 최근에는 더욱 그러합니다. 물질적인 시각으로 보면 이것이 당연히 맞는 해석입니다.

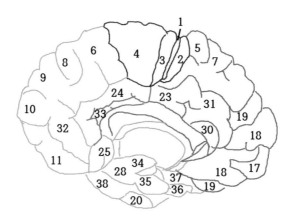

위 그림처럼 요즘은 뇌의 구역마다 어떤 기능을 하는지 세분화되어 뇌 지

도까지 만들어졌습니다. 어떤 뇌세포들이 파괴되면 언어가 어눌해지고, 어떤 부분이 파괴되면 기억력이 떨어지는지 모두가 정해져 있습니다.

그러니 모든 생각이나 의식은 뇌로부터 비롯된다는 주장은 합리적입니다.

저는 이것이 틀렸다고 말하지 않았습니다. **정신이 어떤 작용을 할 때 물질의 변화까지 동반**하기 때문입니다. 그러니 **초점을 물질의 변화에만 맞추면 그것만 보여서, 그것이 전부인 것처럼 생각되는 것도 당연**합니다.

정신은 의학 상식처럼 '**뇌가 일으키는 물질적인 현상**'에다, '**보이지 않는 영적인 현상**'의 합입니다.

깐깐한 물질주의자는 이 의견에 동의하지 못하고 오직 눈앞에 펼쳐진 물질만 믿을 겁니다. 그렇게 정신을 물질 현상으로 국한하면 절대로 텔레파시, 예지력, 집단 무의식 등을 설명할 수 없습니다.

이러한 초월적인 능력은 두개골 밖의 **보이지 않는 어떤 연결**을 가정해야만 가능하기 때문입니다. 게다가 물질주의자가 신봉하는 '**물질**'조차도 그 근본 단위인 양자 세계로 들어가면, **거리를 초월하는 신비한 연결**을 가지지 않습니까?

이젠 완고한 물질주의자가 끝가지 안 믿더라도, 결론을 설명하겠습니다.

정신은 물질의 그림자와 같습니다. <물질이 일으키는 현상>의 그 이상도 분명 존재하지만, 절대 보이지 않는 비물질 영역이기 때문에 아무도 측정할 수 없습니다.

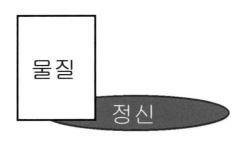

"아. 너무 어두워서 잘 안 보여. 환하게 비추자."

보통 우리가 사물을 잘 보고 싶을 때는 충분한 빛을 비추면 잘 보입니다. 그러나 그림자에 대고 빛을 비추면 흔적도 없이 사라집니다.

이것처럼, 정신은 물질적인 시각의 빛을 환하게 밝히는 순간, 비물질적인 것은 다 사라지고 물질의 그림자 현상만 보입니다. 마치 생각은 뇌에서 뇌파로만 측정되는 것과 같습니다.

그래서 영혼도 우리는 그 정체를 과학적으로 분석하질 못합니다.

물질적인 측정 장치의 빛을 비추면 영혼은 사라져서 아무 것도 보이지 않습니다.

물질과학 장비로 아무리 탐지해봐야 결코 알아낼 수 없는 대상이기도 합니다.

이쯤에서 퀴즈를 하나 내겠습니다.

아주 음침한 밤길을 걷는데, 당신의 뒤에서 갑자기 어떤 흉악한 괴물이 덮칩니다. 당신이 이상한 느낌으로 느끼고 이를 피하려고 합니다. 그런데 어떻게 피할 수 있을까 생각해봅시다.

이 괴물은 투명합니다. 모든 빛을 다 투과하기 때문에 절대로 눈에 보이지 않습니다.

이 괴물은 모든 물질을 100% 통과합니다. 그래서 장벽이든 총이든 칼이든 모든 방어도구가 소용이 없습니다. 다 통과하는데 무기가 무슨 소용이 있겠습니까?

이 괴물은 절대로 소리가 나지 않습니다. 발자국도 입에서 이빨을 딱딱거릴 때도 완벽한 무음입니다. 심지어 숨소리나 심장 뛰는 소리조차 나질 않습니다.

이 괴물은 냄새도 완벽하게 없습니다. 이 괴물은 살점을 물어뜯어도 전혀 맛이 없습니다. 심지어 이 괴물은 엑스레이 방사선이나 전자파도 모두 투과해서 그 흔적도 남지 않습니다.

자. 이 괴물을 어떻게 피할 수 있을까요?

정답은 "이 괴물을 피할 수도 없지만, 피할 필요도 없다."입니다.

이 괴물이 왜 무섭습니까? 보이지도 않고, 모든 물질을 통과하니 당신을 건드리지도 못하고, 끔찍한 울음소리를 내지도 못하는데요? 이 괴물은 어떤 방법으로도 당신을 괴롭히지도 못하는데 왜 피해야 할까요?

정확히 말하면, 이 괴물은 우리 우주에서 존재하지 않는 것과 동일합니다. 물질적인 시각으로는 그렇습니다. 어떤 물질 장치에도 탐지되지 않고, 우리 물질에도 영향을 미치지 못 하는 것이 과연 존재한다고 할 수 있을까요?

그런데 이 괴물의 정체는 '유령'입니다. 하하.

1990년에 개봉한 '사랑과 영혼'이라는 유명한 영화가 있었습니다. 그 주제가인 '언체인지 멜로디(Unchained Melody)'라는 노래도 유명한 이 영화는 '데미 무어'를 여자 친구로 둔 '패트릭 스웨이지'가 갑자기 죽고 나서 벌어지는 이야기입니다. 주인공 '샘(패트릭 스웨이지)'가 여자친구 '몰리(데미 무어)'에게 이야기를 전하려고 하지만 아무 것도 할 수 없습니다.

모든 물질을 통과해버려서 바닥에 떨어진 동전조차 만질 수 없는 유령의 몸이기 때문입니다. 심지어 벽도 통과하고, 모든 사람도 통과해버립니다. 그리고 그의 음성은 아무에게도 들리지 않습니다.

그는 이 세상에 완벽하게 존재하지 않는 셈입니다. 물질적으로는 말입니다.

그렇다면 그가 존재한다는 것을 어떻게 알 수 있을까요? 아마 당신을 포함한 저와 모든 인류는 동일한 조건에 있습니다. 그가 존재한다는 것을 알 방법이 없다는 점에서요.

그래서 영화는 돌파구로 정신적 연결이 가능한 사람을 내세웁니다. '오다 메이(우피 골드버그)'라는 엉터리 점쟁이가 바로 그 연결자입니다. 엉터리 점쟁이임에도 영능력이 생겨 샘과 정신적 대화를 하게 된 겁니다. 이로 인해 영화는 샘과 몰리와의 교감을 보여주며 결말까지 잘 마무리합니다.

제가 앞서 유령이라고 말했던 것은 결국 넓은 의미로는 영혼입니다.

이 세상에 영혼이 존재하더라도 우리는 결코 알 수 없습니다. 물질적으로는 그러합니다.

만약 작용까지 완벽하게 없다면 그것은 진짜로 없는 겁니다.

그러나 정신이나 영혼은 그 작용이 있습니다.

텔레파시, 예지력 같은 신비한 작용은 영혼이 하는 작용의 빙산의 일각입니다.

여기서 잠깐 철학과 과학을 이야기하겠습니다.

우리가 우주에서 어떤 무엇이 존재한다고 말할 때는, 그 본체가 감지되든지 아니면 그 본체가 감지되지 않더라도 그 작용이 존재하든지 해야 합니다. 만약 그 둘 다 없는데도 그 무엇이 있다고 우기는 사람은 정신병자입니다.

가령 당신 이웃집 사람이 당신에게 매일 찾아와서 당신 등 뒤에 투명한 드래곤이 쫓아다닌다며 경고를 한다고 칩시다.

이 투명한 드래곤은 아무런 감지가 되지 않는 특별한 마법의 존재라고 주장합니다.

"아니? 이웃 분? 그래서 그 투명한 드래곤은 무슨 작용을 합니까?"

"마법으로 당신을 살찌우게 만드는 작용을 하고 있습니다."

그 이웃의 주장은 그 투명한 드래곤은 끊임없이 마법을 부려서 당신이 뚱뚱해지도록 만든다는 겁니다.

그 작용에 대해서 증거를 대라고 말하니, 그 이웃은 그 작용은 오직 본인만 느낄 수 있기 때문에 이 세상에 증거는 존재하지 않는다고 말합니다.

한마디로 미친 겁니다.

실체와 작용, 이 둘 다 없는 것은 진짜로 없는 겁니다.

어? 그런데 당신은 왠지 뒤를 돌아보며 '내가 요즘 살찌는 게 혹시? 투명한 드래곤?" 이렇게 의심하지는 말길 바랍니다. 진짜로 그런 마법의 투명한 드래곤은 없는 겁니다. 하하.

아까 말했듯이 상상 속의 투명한 드래곤과 달리, 정신이나 영혼은 그 작용이 있습니다.

만약 텔레파시나 예지력, 집단 무의식 정도의 작용만 존재한다면 제가 굳이 이 건강서적에서 장황하게 정신의 정체를 설명하지는 않았을 겁니다.

그렇다면 정신 또는 영혼은 어떤 작용을 할까요?

정신 작용은 물질적 영역(감각을 인식하는 현상과 지능) + 영적인 영역(창조 능력)으로 이뤄져 있습니다. 여기에서 주목할 것은 창조입니다.

생각은 물질의 설계도입니다.

생각을 하면 그것은 그에 해당하는 물질을 끌어들이는 힘을 지닙니다. 강력한 자석처럼 물질을 끌어들이는 이 신비한 힘은 물질 측정 장치에는 탐지되지 않지만, 미래를 창조하는 변수가 됩니다. 이와 관련해서는 두 번째 생명력 열쇠에서 자세히 말씀드리겠습니다.

❼ 우리의 영혼과 정신은 물질로부터 절반의 힘을 얻는다.

바이러스에 비해 거대한 당신의 육체는 너무나 많은 원자로 이뤄졌습니다. 그 원자 하나가 핵 분열할 때에 발생하는 핵폭탄의 강력한 에너지를 생각해보세요. 그만큼 당신은 어마어마한 물질 에너지가 모여 형성된 생물입니다.

그러나 엄청난 에너지 덩어리의 육체를 소유했지만 자체적으로는 전혀 생명을 유지할 수 없습니다. 주위로부터 물질 에너지를 계속 받아들여야 합니다.

모든 생명체도 동일합니다.

예를 들어 태양은 생명이 아닙니다. 그로부터 발산되는 햇빛 역시 생명이 아닙니다. 하지만 식물은 햇빛에서 쏟아지는 에너지를 받아들여 생명의 에너지를 키워갑니다.

이처럼 생물은 무생물의 에너지를 받아들이고 조합해서 생명의 에너지로 전환합니다. 이는 육체만이 아니라 영혼도 마찬가지입니다.

<독립된 정신 에너지 시스템>인 영혼도 외부에서 정신 에너지를 받아들

여서 계속 조합하고 또 발산합니다.

제가 앞의 책에서, 모든 생각의 뇌파는 끊임없이 우주로 그 신호를 발산한다고 했습니다.

만약 당신의 영혼 구성 재료(에너지)의 숫자가 한정되어 있다면, 그 생각이 계속될수록 닳아서 없어지고 말 겁니다. 당신의 정신 에너지도 결코 무한하지 않습니다.

정신 에너지도 외부에서 기본 재료들이 들어와서 영혼에서 만나 재조합됩니다. 그 뒤 당신의 생각의 파장이 되어서 다시 외부로 발산됩니다. 이렇게 순환이 일어납니다.

우주에서 작용이 있는 모든 것은 에너지가 있습니다. 그리고 그 작용을 하는 데에 에너지가 소모됩니다. 영혼이나 정신이라고 해서 공짜로 뭔가를 하지는 않습니다. 당신이 생각을 하여 파장이 발산되면 당연히 그에 해당하는 정신 에너지가 소모되게 되어 있습니다.

결론적으로 당신의 영혼은 단순한 정신 에너지 기초 단위를 흡수 조합하고 파장을 발산하는 <정신계 단말기>에 비유할 수 있습니다.

저는 지금이 컴퓨터 시대라는 점이 매우 축복받았다고 생각합니다. 저나 당신이나 우주 시스템에 대한 이러한 비유를 더 쉽게 이해할 수 있기 때문입니다.

<거대한 영혼들의 네트워크 시스템(집단 무의식)>과 <당신의 영혼>과의 관계는 인터넷 네트워크에 연결된 당신의 컴퓨터 단말기로 비유할 수 있습니다.

제5장

생명력의 스위치

· 비물질 스위치 기초 지식 2 ·

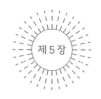

제5장

생명력의 스위치

비물질 스위치 기초 지식 2

1 시스템의 진화

드디어 비물질 스위치 첫 번째가 나옵니다. 설명에 앞서 질문부터 드리겠습니다.

정신에도 차원이 있다는 것을 아시나요?

"네? 정신에 차원이 있다니요? 제 친구 중에 4차원이 있는데 그런 걸 말씀하시나요?"

흔히 주위에서 엉뚱한 정신세계를 가진 친구들을 빗대어, 4차원 정신세계라고 합니다. 이는 '우리가 사는 공간인 3차원과는 다른 공간에서 온 사람 같다'는 뜻을 잘 아실 겁니다.

그런데 이 농담처럼 정신에도 4차원이 실제로 있습니다.

우선 차원이 뭔지 알아야겠죠?

점이 직선이 되고, 평면이 되고, 입체가 되는 순서대로 0차원, 1차원, 2차원, 3차원.

이건 누구나 알지만, 차원이 의미하는 바를 아는 사람은 많이 없습니다.

차원은 단지 기하학처럼 추상적인 것이 아닙니다. 현실에서는 차원이 증가할수록 뭔가 능력이 대단히 강력해질 수 있습니다.

예를 들어서 건전지 하나가 있습니다. 이것을 점인 0차원 수준으로 봅시다.

이것으로 작은 전구를 밝히거나 손 선풍기를 겨우 돌릴 수 있습니다. 그렇다면 차를 움직일 수 있을까요? 불가능합니다. 실생활에서 건전지 하나로 할 수 있는 것은 미약합니다.

그렇다면 작은 건전지를 일직선으로 쭉 이어봅니다. <직렬 연결>로 힘이 세어집니다. 그렇게 많이 연결하면 엄청 힘이 세어져서 트럭도 움직일 수 있습니다. 하지만 건전지 하나를 쭉 연결했기 때문에, 전기 자동차를 조금만 움직여도 순식간에 방전됩니다. 강력하지만 별 쓸모가 없습니다. 이건 1차원 수준입니다.

이번에는 <직렬 연결한 세트>들을 쭉 <병렬로 연결> 하겠습니다. 강력한 힘을 오랫동안 유지할 수 있습니다. 전기 자동차, 전기 트럭도 목표지점까지 몰고 갈 수 있게 되었습니다. 2차원입니다.

이것이 점과 직선, 평면의 능력 차이를 비유한 것입니다.

그러나 뭔가를 좌우로 앞뒤로 마구 연결한다고 해서 차원이 증가하는 것은 아닙니다.

만약 그물을 좌우로 앞뒤로 늘려서 연결하더라도 그것은 처음보다 훨씬 큰 그물일 뿐입니다. 손바닥만 한 그물이 빌딩만 한 그물이 되더라도, 의미 없는 단순한 연결은 크기의 확장이지 차원의 증가가 아닙니다.

차원 상승의 의미는 하나의 시스템이 새로운 기능의 상위 시스템으로 진화해야 합니다.

여기에서 가장 중요한 것은 **새로운 기능의 진화**입니다.

이쯤에서 제가 잠시 당신을 신으로 만들어 드리겠습니다. 가끔 살면서 이런 생각을 하는 분도 있지 않습니까?

'신은 왜 세상을 이렇게 불공평하게 만들어서 나를 고생하게 만드나? 내가 신이었다면 이 세상을 정말 더 멋지게 만들었을 거야.'

그래서 오늘은 당신이 우주를 창조하는 신이 되어 볼 겁니다.

"아싸! 그럼 시작해볼까? 내가 좋아하는 차부터 만들고, 내가 살 집은 완전 지상 낙원에다 지어야지. 그렇게 생겨라!!! 어? 아무 것도 안 되네?"

우주를 창조하라고 했건만, 당신은 평소에 갖고 싶은 차와 집부터 만드는 게 더 관심사입니다. 그러나 그걸 만들려고 해봐야, 우주에는 빛도 별도 사람도 아무 것도 없는 완벽한 허공 상태입니다. 재료가 아무 것도 없어서 당신이 바라는 차와 집을 얻을 수가 없습니다. 설혹 당신의 차와 집이 생긴다고 해도 빛도 별도 없는 암흑에 당신 차와 집만 덩그러니 있으면 무슨 소용 있겠습니까? 어쨌든 우주를 처음부터 제대로 재료부터 만들어야 합니다.

"저는 우주를 무엇으로 만들어야 하는지 모르는데요? 제가 우주 창조는 처음이라. 이럴 줄 알았으면 우주 역사라도 배웠어야 하나?"

하긴 세상에 그 누가 우주를 만들어봤겠습니까? 그래서 한 단계를 건너 뛰겠습니다. 빅뱅이니 천지창조니 하는 원론적인 우주의 창조 과정을 생략하고 원자핵과 전자를 당신에게 주겠습니다.

이제 당신은 원자핵의 양성자와 전자를 마음대로 배치하여 우주를 만들면 됩니다.

"원자핵과 전자? 대체 이걸로 뭘 하라는 거지? 에라, 모르겠다."

당신은 원자핵으로 양성자 하나 놓고, 그 옆에 전자 하나, 또 그 전자 옆에 양성자 하나, 이렇게 하나씩 규칙적으로 쭉 늘어놓습니다. 플러스인 원자핵과 마이너스인 전자는 서로 끌어당기며 균형을 이룹니다.

당신이 만든 우주는 그 뒤로 아무런 일도 벌어지지 않습니다. 당신은 우리 우주의 관점에서 봤을 때 온 우주 전체를 수소가 가득한 곳으로 만들어 놓았기 때문입니다. 사방 어디를 돌아봐도 오직 수소 기체만 가득합니다. 한 마디로 수소 천지네요. 당신은 수소 천치(바보라는 뜻) 같은 신입니다.

"이런! 제가 수소 천치라구요?"

생명체도 없고 별도 없고, 수소 기체만 있는 우주에서 당신만 혼자 덩그러니 있습니다.

"몰라! 안 해!"

화가 난 당신은 손을 휘저어 버립니다. 당신의 손 주위에 있던 원자핵과 전자가 출렁이면서 왕창 섞이고 그 변화가 물결처럼 사방으로 번집니다.

마구 흔들리면서 원자핵의 양성자들이 뭉쳐서 8개가 되기도 하고, 전자가 여러 개가 뭉친 곳도 생겼습니다.

"어?"

순식간에 모든 것이 변합니다. 원자핵 양성자 8개가 뭉친 곳은 산소가 되어서 주위의 수소와 만나 물이 되었습니다. 다섯 개 뭉친 것, 열 몇 개로 뭉친 것 등등 다양한 물질이 삽시간에 생기기 시작합니다. 이것은 지금의 우주와 동일합니다.

"축하합니다. 당신은 성공한 신이 되셨습니다."

"어라? 내가 한 것은 손 한번 휘저은 것뿐인데? 그 어려운 우주 만들기를 성공했다고?"

얼떨결에 당신은 우주 창조에 성공했습니다. 재료가 있다면, 우주 창조에는 '**변화**', 딱 그것만 필요하니까요.

'어쩌다 한 천지창조'

사실 이런 우스운 예를 든 것은 '구조'라는 '시스템'의 승급, 또는 진화를 말하고 싶어서였습니다.

가장 기본적인 재료 연결로 **<원자>**, 원자들 연결로 **<분자>**, 분자 연결로 당신이라는 신은 마침내 **<생명>**을 만들어 냅니다.

기본적인 재료(소립자) → 원자 → 분자 → 생명

이러한 형태로 상위로 올라갈수록 새로운 기능이 생긴 <상위 시스템>들이 우주를 채우기 시작합니다.

당신이 원시인이 아니라면, 알고 있을 우주의 법칙입니다. 같은 이치로 차원의 상승을 쉽게 설명할 수 있습니다.

*

우리 우주의 법칙은 이러합니다. 분리된 것은 각각 **하나의 분리된 특성**이 있고 그것들이 모이면 **또 다른 상위의 특성**을 만들어 냅니다.

예를 들어서 당신의 세포는 하나의 생명입니다. 그 세포 하나에서 비롯되어 또 다른 당신의 후예가 만들어질 수 있습니다. 정자와 난자가 만나서 정상적으로 자식이 되든, 아니면 세포 하나가 복제되어서 복제 인간이 만들어지든 또 다른 당신의 후예는 당신의 세포 하나로부터 비롯될 수 있습니다. 그렇다면 지금의 그 세포 하나에는 영혼이 있을까요? 없을까요?

답은 영혼이 있다는 겁니다. **당신의 전체 뇌**에서 분출되는, '당신이라는 영혼'을 3차원 규모로 비유하자면, **당신의 세포 하나**는 2차원 규모의 영혼입니다. 세포 단위의 영혼은 차원이 매우 낮아서, 당신의 뇌에서 느끼기엔 영혼이나 의식이 있다고 느껴지질 않습니다.

이처럼 인체의 평범한 세포뿐만 아니라, 머리의 뇌 세포 하나하나에도 각각 생각은 있습니다. 그것은 아주 낮은 차원의 의식입니다. 그러나 그러한 뇌세포들이 수없이 모여서 네트워크를 형성하면 그것은 한 차원 높은 의식의 <종합 의식체>가 됩니다.

그것이 현재 당신의 뇌가 붙들고 있는 당신의 영혼입니다. 당신의 영혼은 3차원 단계입니다.

이 법칙은 또 다시 마찬가지로 당신의 상위 규모에서도 적용이 됩니다.

앞서 우리의 영혼이나 정신은 머릿속에만 머무는 것이 아니라, 외부로 연결되어 있다고 했습니다.

마치 세포 하나가 사방으로 다른 세포와 연결되어 네트워크를 형성하듯, 영혼 하나도 사방으로 파장을 뻗쳐서 다른 영혼과 연결되어서 네트워크를 형성 가능합니다.

당신과 저, 수많은 사람들의 영혼이 다시 네트워크를 이루면 <집단 무의식>을 이룹니다. 이는 또 한 차원 높은 의식의 의식체가 됩니다. 비유하자면 4차원 단계의 '영혼 집단 구조물'입니다.

수많은 영혼들이 연결되어서 형성된 이 인식 체계의 '영혼 집단 구조물'은 정체가 뭘까요?

단순히 '집단 무의식'이라고 규정할 수도 있습니다. 그러나 그 본질을 파헤쳐보면 또 다른 이름을 붙일 수도 있습니다.

그것의 이름은 '신(神)'입니다.

당신의 세포 하나가 갖는 지능의 수준과 능력은 당신의 영혼, 전체 뇌가 보여주는 지능의 수준과 능력과는 그야말로 천지차이입니다.

당신의 세포가 어떤 생각을 갖는지 너무 수준이 낮아서 당신이 명확히 판단할 수는 없습니다. 하지만 당신 전체는 자동차도 만들고 수학 공식도 풀고 우주도 이해합니다. 물론 직업에 따라 가진 지식과 기능은 다양하지만 평균적으로 우리는 원숭이 침팬지를 뛰어넘어서 우주를 멀리 내다보는 고등한 지성을 지니고 있습니다.

<당신 뇌세포 하나>와 <당신 뇌세포들 전체 영혼>의 인식 체계와 능력의 차이는 무지와 전능의 차이만큼이나 크다고 볼 수 있습니다.

당신 세포 하나는 하루에 10cm 이동도 힘들지만, 당신 전체는 차를 타거나 비행기를 타고 수 백 킬로미터는 쉽게 이동합니다. 당신 세포 하나는 바이러스 하나 잡아먹기도 힘들지만, 당신 몸 전체는 아주 먼 거리의 소도 사냥해서 잡아먹을 수 있습니다. 지능의 차이만큼이나 물질적인 능력에서 큰 격차가 존재합니다.

뇌파에서 발산하는 영적인 창조력은 이 물질적인 격차보다 훨씬 더 큰 격차가 존재합니다. 세포 하나의 영혼과 당신 전체 영혼은 영적인 창조력 차이. 이것은 논할 수 없을 만큼 거대한 차이가 있어서 무지와 전능의 차이라고 할 정도입니다.

이것이 차원 하나 달라진, 영혼의 차이입니다.

그렇다면 <당신의 영혼 하나>와 <집단 무의식>의 지성과 능력의 차이는 얼마나 다를까요? 이 역시 아마 무지와 전지전능의 차이만큼이나 달라질 것입니다.

예를 들어서 지구 인구수가 100억이라고 칩시다. 지구 인구가 갖는 집단 무의식은 무려 100억이 모여서 형성 됩니다. 당신은 절대로 동시에 100억 개의 각기 다른 생각을 할 수 없습니다. 그렇기에 100억 개의 생각이 연결된 집단 무의식의 본체가 느낄 기묘한 감각을 당신은 조금도 상상할 수조차 없습니다.

그리고 참고로 이 집단 무의식은 상위 전체 하나도 있을 수 있고, 그 중간에 잡다한 규모의 집단 무의식도 무수히 존재할 수 있습니다.

쉽게 말해 생각이 비슷한 영혼이 수십 개 모여서 서로 공명하면 작은 규모의 집단 무의식이 생깁니다. 옛날에 작은 마을에 사는 사람들끼리의 공명 수준으로 생각할 수 있습니다.

이런 집단 무의식 구조는 수 십 개짜리에서 수 만개짜리, 수 억짜리 등등 다양하게 존재 가능합니다. 뇌파가 같은 주파수끼리 공명하는 원리로, 영혼들을 끌어당겨서 상위 차원의 구조물을 만들 수 있기 때문입니다.

어쩌면 신은 우리를 창조한 것이 아니라, 우리가 신을 창조한 것인지도 모릅니다. 우리들의 한 차원 높은 규모의 집합체는 거대한 영적 에너지로 요동치니까요. 하지만 우주의 비밀을 더 풀어가다 보면 시작과 끝은 뒤섞이기 때문에 신이 우리를 창조하고 우리는 신을 창조하는 것이 꼬리에 꼬리를 뭅니다. (여기에서 개념상 우주를 창조한 〈창조주〉의 개념은 제외하고 말하는 〈신〉의 개념입니다. 〈우주를 창조한 신〉이라면 당연히 원래부터 존재했을 테니까요.)

종교에서 왜 신을 믿으라고 하는가 하면, 사실 당신을 구원하기 위해서이기도 하지만 동시에 어쩌면 그 신의 능력을 증폭하는 길이기 때문인지도 모룹니다. 믿음이 강한 신자들이 많을수록 그 신은 더욱 힘이 강력해지는 것이 영혼의 법칙이라 생각합니다. 과학적으로 설명하면, 파장은 공명이 되면 그 힘이 더욱 커지는 특성을 지닙니다. 그런데 정신력도 파장입니다. 악마는 그래서 자신을 믿으라고 유혹하고 사이비 종교의 신도 그럴듯하게 포장해서 신도를 늘리고자 합니다. 그런 것들이 모두 아무런 의미가 없이 늘리려는 것은 아닐 겁니다. 물론 악마나 사이비 신들은 모두 상상의 존재일 수도 있습니다. (여기에서도 개념상 우주를 창조한 〈창조주〉의 개념은 제외하고 말하는 〈다른 신〉의 개념입니다. 우주를 창조한 신이라면 당연히 원래부터 전지전능했을 테니까요.)

그러나 우주는 여전히 가능성을 열어놓고 있으며, 이 영혼의 시스템 상으로는 얼마든지 존재 가능합니다. 단지 우리 차원에 개입이 얼마나 가능한지에 따라서 우리가 그것을 느끼고 말고의 차이가 생길 뿐입니다.

물론 우주의 유일한 절대 신이라면 그것과 상관없이 더 큰 강력함을 애초부터 갖고 있을 것이기 때문에 근본 개념부터 아예 다릅니다. 그러니 혹시 제가 종교의 신을 모독한다고 제대로 내용도 읽지 않고 화내는 종교인은 없기를 바랍니다.

추가적인 설명은 종교와 관련되어 매우 민감하게 느낄 수 있는 부분이라, 2권의 마지막 페이지에 부록으로 남겼으니 더 궁금한 점은 그곳에서 보시기 바랍니다.

아무튼 여러분은 〈상위 시스템〉과 연결된 하나의 끝부분인 단말기입니다. 비유하자면 당신과 나는 각각의 다른 손가락 끝인 셈입니다. 제가 새끼손가락, 당신은 검지, 또 다른 누군가는 엄지손가락. 그리고 그것의 이어지는 반대 끝은 마치 우리 인체에서 손가락 신경이 뇌에서 만나듯, 우리 영혼의 연결은 우리의 집단 무의식 또는 영혼들 네트워크 중심에서 만납니다.

그런데 당신이나 나는 절대 그 손목 위로는 인식할 수 없습니다. 즉, 당신은 당신 무의식의 밑바닥 끝까지 인식할 수 없다는 겁니다. 아무리 당신이 명상을 많이 해도 그러합니다. 비유하자면, 손가락이 감히 손목 위의 상태를 느끼려면 손가락이 아닌 상태가 되어야 합니다. 다시 말해 당신이 아닌 상태가 되어야 가능하기 때문에 결국 당신이 당신일 때에는 전체를 이해할 수 없습니다.

차원이라는 것은 결코 뛰어넘을 수가 없습니다. 평면의 세계에 사는 인간이 있다면 입체인 당신의 모습을 온전히 볼 수 있을까요? 결코 불가능합니다. 다만 우리가 만화에서 보는 것처럼 평면에서도 입체의 느낌을 흉내 낼 수는 있습니다. 그건 2차원 존재의 눈에 보이는 3차원이지, 결코 진짜 온전한 3차원이 아닙니다. 또한 2차원 평면의 구성원인 1차원 점이 2차원 그림 전체를 이해할 수 있을까요? 이것도 절대로 없습니다. 그건 차원의 문제입니다.

이처럼 3차원의 우리는 결코 신이 될 수 없고, 신의 모든 것을 온전히 이해할 수 없습니다.

그래서 우리는 우리 차원에 보여준 단서로만 높은 차원의 우주를 짐작해야 합니다.

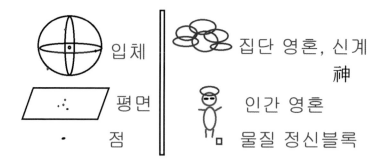

이 그림이 이번 파트의 가장 핵심입니다.

무생물 물질에서 **정신의 기본 블록**(벽돌처럼 단순한 1개의 재료)이 점처럼 나옵니다. 이것이 정신의 1차원을 형성합니다.

이 정신의 블록이 좌우로 연결되어 배치되어서 의미를 가지고 의식이 됩니다. 비유하자면 평면으로 차원이 상승한 것입니다. 이것이 정신의 2차원을 형성합니다. **단세포 생물**들의 영혼들이 여기에 해당합니다.

이 세포들의 영혼이 연결되어서 상위 연결망을 만듭니다. 이것이 정신의 3차원을 형성합니다. **당신의 영혼**은 이 단계에 속합니다.

우리 3차원 공간에 사는 의식이 있는 생물은 모두 3차원 정신 단계의 감각을 지니고 있습니다.

이 의식이 여러 개가 모여서 네트워크를 형성합니다. 이것은 <영혼의 집단체>입니다. 이것이 <정신계>를 형성합니다. **평면에서 입체로 차원이 상승**한 것과 비교할 수 있습니다. 이게 정신의 4차원입니다.

⊘ 1. 정신의 1차원

<무생물>인 모든 물질들은 역시 정신의 **<기본 블록>**에 해당되는 파장을 내뿜습니다. 우리 인간의 입장에서 보면 '의식' 수준이 너무 단순하여 거의 제로, 0의 수준입니다.

이 의식 수준은 가령 컴퓨터의 최소 단위인 2비트로 비유할 수 있습니다. "있다? 없다?" 이 정도만 단순하게 구분되는 것으로 해석할 수 있습니다.

이걸 다르게 해석하면 세상에 존재하는 모든 물질은 기본적으로 "내가 존재한다." 그 인식만 갖게 됩니다.(다르게 표현하면 그 의식 정보만 갖게 됩니다.)

생각하는 대로 창조되는 우주의 원리에 따르면, **'내가 존재한다'**는 의식의 파장이 나오기 때문에 **'그 물질은 존재'**합니다. 그리고 그 파장이 흩어질 때 물질은 붕괴되어 무형의 에너지로 돌아갑니다.

즉 모든 물질은 2비트의 기본의식만 지니고 있습니다. 그래서 인간의 의식 수준으로 보기엔 그냥 점 하나 깜빡이는 것이기 때문에 정신이나 영혼이 없다고 볼 수도 있습니다.

이처럼 모든 물질은 최소 단위의 기본 의식을 파장 형태로 발출하는데, 그 기본 의식 덩어리를 저는 **'알파 소자'**라고 부르겠습니다.

그런데 이쯤에서 놀라운 이야기를 하나 하겠습니다.

정신의 1차원에서 나오는 이 기본 블록, **알파 소자**를 동양에서는 **기**(氣)라고 표현합니다. 그리고 주역에서는 음양으로 나뉘는 단계이니, 어쩌면 **<음양 소자>**라고 부를 수도 있겠습니다.

❶ 기란 무엇인가?

"여기는 기가 안 좋아."

한 돌팔이 도사가 어느 집 앞에 서서 이렇게 말합니다.

"아. 도사님. 그러면 이 집을 사면 안 되겠네요."

도사 옆에 선 사람은 인상을 찌푸리면서 대답합니다.

그렇다면 여기에서 엉터리 도사가 말하는 기라는 것은 대체 뭘까요?

1번 - 집 근처 분위기가 안 좋다?

2번 - 안 좋은 에너지가 감돈다?

3번 - 나쁜 심령적인 것이 있다?

"하하하. 선생님. 저 3개 중에 뭐가 되었든 결국 모두 미신 아닌가요? 저는 기라고 하면 손에서 나가는 장풍이 생각납니다. 무협 소설에서 보면 손에서 장풍 나가서 멀리 떨어진 적들도 다 죽고 그러던데? 그런 게 기 아닌가요?"

하하. 장풍이라는 말이 나오는 것도 이해가 갑니다. 무협 영화나 소설에서 주인공은 기를 운용해서 손에서 장풍을 쏘아 적을 공격하는 장면이 자주 나오니까요. 사실 이런 장풍은 허구에 불과한데 그 도구로 기가 사용되니 기까지 덩달아 허구나 미신, 또는 상상의 산물로 생각되기도 합니다.

게다가 기라는 단어가 한중일, 한자 문화권에서 너무나도 폭넓게 다양한 뜻으로 쓰입니다.

가령 **기**가 막힌다. **기**절했다. 등등 표현에서 기도 기(**氣**)이며 건강의 원**기**(元**氣**), 생**기**(生**氣**), 양**기**(陽**氣**), 질병에서 감**기**(感**氣**). 탁**기**(濁**氣**)... ...

팀의 사**기**(士**氣**), 적을 향한 살**기**(殺**氣**) 등등 기가 너무 많습니다. 용**기**(勇**氣**), 오**기**(傲**氣**), 열**기**(熱**氣**), 온**기**(溫**氣**), 한**기**(寒**氣**), 공**기**(空**氣**), 전**기**(電**氣**), 심

지어 동방신**기**까지. 하하. 동방신기는 농담입니다. 실제론 동방신'기'의 기는 '일어날 기(起)'입니다. 인기 가수 그룹인 동방신기(東方神起)는 '동쪽의 신이 일어나다'라는 뜻인데요. 만약 동방신**기**(神氣)라고 했으면 '동쪽에서 **제일 점을 잘 치는** 가수들'이란 뜻이 될 뻔했네요. 점쟁이가 신기가 있다고 말할 때, 이 **신기(神氣)**라는 단어 역시 기(氣)가 들어갑니다.

농담 하는 김에 하나 더. 방탄소년단(防彈少年團)의 방탄은 총알을 막는다는 뜻인데, 만약 총알 정도만이 아니라 모든 기운을 막는다는 뜻으로 이름에 기(氣)를 쓴다면 더 오래가는 그룹이 될 것 같습니다. 그럼 이름이... 방기소년단(防氣少年團)이 되겠네요. 어? 그러니 어감이 좀 이상합니다. 방기? 방귀?

사실 여기 농담에 쓰인 '방귀'의 어원도 '방기(放氣)'로 공기를 내보낸다는 뜻입니다. 이 역시 기가 들어갑니다.

이렇게 기가 사용되는 단어는 끝도 없이 나옵니다. 그러니 사람들이 기라는 단어의 뜻을 여러 개로 생각할 정도입니다. 그렇다면 진짜 뜻을 사전에서 찾아볼까요?

기를 국어사전에서는 <활동하는 힘>이라고 합니다, 그리고 뜻이 여러 개입니다.

"선생님. 맞네요. 여러 개."

국어사전 속의 기(氣)란?

1. 활동하는 힘. (기가 죽다.)
2. 숨 쉴 때 나오는 기운. (기가 통하다.)

---

3. 동양 철학에서 만물 생성의 근원이 되는 힘.

이(理)에 대응되는 것으로 물질적인 바탕을 이른다.

다른 뜻도 있지만 전혀 관계가 없고 위의 3가지가 주요 뜻입니다. 이 중 3번째는 조선 시대를 주름잡던 학설, 이기론(理氣論)에서의 기입니다.

현대 과학의 시대에선 이제 쓸모없는 쓰레기처럼 누구도 주목하지 않는 이론인, 이기론은 조선시대까지만 해도 동양과학이자 동양철학의 최고 화두로 당대에 내놓으라 하는 학자들이 저마다 자기 견해가 옳다고 난리치던 그런 학문이었습니다.

"와!. 선생님. 생명과학까진 참겠는데 양자역학에다 이젠 조선시대 이기론까지! 이젠 웬만하면 그냥 넘어가고 건강법 이야기나 어서 해 주세요~~."

하하. 저도 이기론에 대해서 이야기하고픈 생각은 없습니다. 다만 기의 정체를 논하려고 하면 조금 들여다 볼 필요가 있습니다. 왜냐하면 기의 진짜 뜻은 3번째니까요.

예로부터 동양에서 기라고 일컫는 것은 폭넓은 의미로 **'만물 생성의 근원이 되는 힘'**입니다.

저는 한의사입니다.

필자인 제가 한의사가 되고 나서 수 없이 번민을 한 것이 이 '기'의 정체입니다. 이건 저만 고민했던 것이 아니라 모든 한의학 전공자들이 다 고민하는 부분이기도 합니다.

당신도 궁금할 겁니다. 침을 맞으면 왜 아픈 곳이 나을까요?

그냥 몸에 뾰족한 쇠조각을 찔러 넣는다고 해서 머리가 아픈 것이 낫고,

체한 것이 뚫리고 심지어 심각한 중병도 좋아지는 것이 참으로 신기하지 않습니까?

약을 집어넣은 것도 아니고 대체 어떤 원리로 건강이 좋아지는 걸까요? 현대의학에서는 아무리 연구해 봐도 그 원리를 찾지 못했습니다. 그래서 그냥 심리적인 효과다. 플라시보 효과다. 이렇게 해석하기도 합니다.

현대과학과 의학이 미궁에 빠지는 이유가 있습니다. 왜냐하면 침은 '기'를 자극하는 치료법이기 때문이고, 기는 아직 미확인 비행물체처럼 의문이기 때문입니다.

심지어 침으로 조절한다는 '경락'이라는 것 또한 이상한 놈입니다.

경락 마사지라고 많은 사람들이 받고 있지만 막상 경락이 무엇인가 하면 제대로 대답할 수 있는 사람이 없습니다.

이왕 말 나온 김에 이야기하겠습니다.

경락이 뭔지 궁금하지 않습니까?

"네. 선생님. 경락 마사지 받을 때마다 궁금했습니다. 의사한테 물어보면 그런 것은 없다고 하고 한의사한테 물어보면 기가 흐르는 어쩌고저쩌고 하던데요."

"네. 제가 정확히 말씀드리면, **경락은 없습니다.**"

"예~에? 경락이 없다구요? 한의학 하시는 분이 그렇게 말해도 되나요?"

"네."

현대과학이 어떤 시대입니까? 인체 내부의 사소한 티끌까지도 CT나 MRI로 찾아내는 시대입니다. 우주의 기원도 밝혀내고 전자 현미경으로 유전자까지 훤히 들여다보는 시대입니다. 머리카락의 100분의 1 크기만 한 것이 일반 세균이고, 세균보다 1000분의 1로 작은 것이 바이러스입니다. 1mm의 무려 100만분의 1 크기 단위인 바이러스도 전자현미경은 세세히 그 생김새를 다 들여다보는 시대입니다. 심지어 원자의 배열을 보는 원자 현미경까지 나왔습니다.

이렇게 인체를 이루는 세포 각각의 원자 구성까지 다 들여다볼 수 있는 정도로 과학이 발전했는데도 **경락을 못 찾는 이유는 경락이 없기 때문**입니다.

이와 관련한 이야기는 바로 다음, 정신의 2차원에서 자세히 말할 겁니다.

아무튼 침을 놓아서 인체가 낫는 원리는 기를 움직여서 라고 했습니다.

그렇다면 인체의 기가 무엇일까요? 고민할 수밖에 없습니다.

위의 기의 뜻 3가지 중에서?

기가 '활동하는 힘'이라면 에너지라는 뜻입니다. 에너지인데 왜 현대 과학에서는 전혀 측정되질 않죠?

기가 '만물을 구성하는 기본요소'라고 하면 더더욱 현대 과학에서 정체를 왜 모르죠?

둘 다 아닙니다.

기는 물질적인 에너지가 아닙니다.

원자 폭탄에서 쏟아져 나오는 것이 기인가요? 아닙니다. 물질 에너지입니다. 더 현실적인 예로 불이 났습니다. 불길에서 나오는 것을 우리가 기라고 말하는가요? 아닙니다.

우리 주위의 모든 일은 물질과학으로 다 밝혀진 물질 현상, 물질 에너지입니다. 정신적인 측면을 제외하고는 현대과학이 모두 밝혀냈고, 그 영역에는 기라는 것이 없습니다.

그래서 현대과학이 알지 못하는 겁니다. 왜냐하면 기는 정신계 에너지이기 때문입니다.

기는 정신계의 '알파 소자'와 '베타 소자' 이렇게 두 가지로 구성되어 있습니다.

기 = 정신계 에너지 = 1차원 기 (알파 소자) **+ 2차원 기** (베타 소자)

---

② 알파 소자?

모든 물질은 최소 단위의 기본 의식을 정신적 파장 형태로 발출하는데, 파장 속의 기본 의식 덩어리를 저는 **'알파 소자'**라고 부르겠습니다.

이 소자는 **<존재 소자>**이기도 합니다.

이 정신의 역할은 그 물질이 존재하게 하는 것이기 때문입니다.

생각하는 대로 창조되는 우주의 원리에 따르면, **'존재한다.'**는 의식의 파장이 나오기 때문에 **'그 물질은 존재'**합니다. 그리고 그 파장이 흩어질 때 물질은 붕괴되어 무형의 에너지로 돌아갑니다. 신은 그 물질이 존재한다는 표식을 남겼는데, 그것이 물질에 존재하는 정신적 신호입니다. 신이 아니라 우주라고 해도, 우주는 물질에 정신적 표식을 남겼습니다.

↗기(氣)↘

물질 <───> 무형 에너지

물질이 흩어지면 무형의 에너지가 되었다가 무형의 에너지가 결합하면

물질이 됩니다.

이 과정에 영향을 미치는 것이 <물질>의 정신적 영역인 <기(1차원 기)>입니다.

따라서 **기의 역할은 그것이 현실로 존재하게 하는 것이 기본 역할입니다. 아무런 물질적인 흔적도 남기지 않지만 물질을 존재하게 하는 우주의 근본 의지(또는 신의 근본 의지)이기도** 합니다.

물질은 정신 에너지인 기를 발산합니다. 다시 기는 흩어진 <무형의 물질 에너지>를 끌어들여서 물질이 계속 물질화하는데 이바지합니다.

당신이 돌을 보고 "정신이 있다, 의지가 있다."라고 말한다면 아마 정신병원에서 당신을 열렬히 환영할 것입니다. 그런데도 제가 돌에도 정신이 있다, 의지가 있다고 말하는 셈이니 우스운 상황입니다. 하하.

사람은 뛰어난 고등 동물로 높은 의식 체계를 지니고 있습니다. 그래서 오직 인간만이 생각하고 영혼을 지니고 있다고 믿어 왔습니다.

그렇다면 우주 어디에도 정신이라는 현상이 존재하지 않다가 지구의 인간에게서만 난데없이 생겨난 것일까요? 혹시 우주 어딘가에 우리보다 앞서서 생긴 외계인이 있다면 그 외계인부터 최초로 생긴 걸까요?

정신은 우주에서 완벽히 없는 개념이었다가 어느 시점부터 난데없이 생겨나온 것이 아닙니다. 우주 법칙은 <모든 것은 우주가 생겨날 때부터 내재되어 있던 것이 모습을 바꿔 발현할 뿐>입니다.

고급 정신이 될 정신의 기본 재료를 모든 물질이 지니고 있기에 그것이 점차 시스템화, 진화해서 인간의 의식 수준까지 발전하는 것이 가능한 겁니다.

물질은 세상을 느끼지는 못하지만 적어도 자신이 존재한다는 것 하나만큼의 의식으로 계속해서 깜빡이며 정신의 파장을 뿜는 셈입니다. 다만 이 정도는 너무나 단순한 재료에 불과하여 인간의 기준에서 보면 생각하는 능력이 없다고 봐도 틀림이 없습니다.

그래서 정신의 1차원은 존재의 단계에 불과합니다.

알파소자는 정신의 재료 단계이며 비유하자면 정신의 벽돌과 같습니다.

벽돌을 쌓아야 건물이 생겨나듯, 우리가 말하는 진짜 의식이나 정신은 이런 기초 재료를 쌓아야만 드러납니다.

⊙ 2. 정신의 2차원

생명은 물질에서 나오는 정신의 벽돌을 조합하기 시작합니다.

물질이 생명체로 진화하면 정**신도 2차원 평면의 그림처럼 다양한 형상과 생각을 모두 구현**할 수 있습니다. 1차원 선을 모아 어떤 그림이라도 표현할 수 있는 것과 같은 이치입니다.

이러한 다양한 2차원 의식의 세계는 모든 생명체가 동일하게 지닙니다.

"에이~. 선생님. 그건 아니지요. 모든 생명체는 동일한 2차원 의식을 지닌다니요? 제가 바퀴벌레랑 의식이 같을 수도 없죠? 그뿐만 아니라 아메바도 의식이 있나요? 아메바랑 저랑 비교하는 것 자체가 우습지 않습니까?"

맞습니다. 아메바와 당신의 차이는 너무 너무 큽니다.

아메바는 2비트 존재 소자에서 크게 벗어나지 않는 수준의 의식입니다. 비유하자면 가운데 점을 중점으로 사방으로 점 하나씩 더한 수준입니다. 그러니 아메바도 생각을 한다고 분류하기에도 민망한 수준입니다. 그렇지만 엄연히 정신의 2차원에 속합니다.

그러나 이러한 의식 수준이 식물로 오면 의미 있는 수준으로 진화를 합니다. 식물도 생각을 합니다. 그리고 동물로 넘어오면 의식의 수준은 급격하게 진화합니다. 포유류로 들어와서 급상승을 하는 의식의 수준은 인간에서 정점을 찍습니다.

아메바가 겨우 점이라면, 인간은 태양계 크기로 비유 가능합니다. 비교 불가한 수준입니다.

그렇다고 해도 의식은 인간만이 지닌 것이 아닙니다. 개나 고양이 또는 날아가는 새조차도 생각하고 감정도 느낍니다.

그렇다면 정신의 2차원은 실제로 어떤 의미일까요?

정신의 2차원은 <인식의 단계>입니다. 물질이 주위를 느끼는 단계입니다.

물질이 주위를 느끼면 그게 바로 생명체가 아닙니까? 그래서 물질에서 생명체가 생겼을 때 비로소 정신 2차원도 생기게 됩니다.

또한 정신의 2차원은 **<느낌이 발생하는 단계>**입니다.

<감각과 감정을 느끼는 것>이 바로 그것입니다.

그래서 정신 2차원은 감각과 감정의 에너지가 발산되는 영역입니다.

이러한 이야기를 왜 할까요?

인간은 정신 3차원 단계입니다. 감각과 감정은 우리 인간의 영혼보다 아랫 단계에서 올라오는 영역의 에너지라는 것을 말하고 싶어서 입니다.

감각과 감정은 인간 영혼의 하위, 즉 동물적 영역에서 오는 에너지들입니다.

이것이 핵심입니다.

"내가 사랑한다." "내가 기분이 좋다." "내가 화가 난다."

이러한 감정들은 모두 하위 정신 에너지들입니다.

"허리가 아프다." "몸이 따뜻하다."

이런 감각이 발산하는 파장 또한 정신계에서 하위 영역의 정신 에너지들입니다.

정신 1차원은 오직 나만 있었다면, 정신 2차원에 이르러선 **나와 외부와의 인식**이 생깁니다.

안과 밖을 구분하여 인식하고, 나와 주위를 분리해서 탐지해내는 감각, 그리고 그로 인해 생기는 감정. 이 모든 것들이 파장 에너지가 되어서 우주로 발산됩니다.

이 파장의 덩어리를 저는 <베타 소자>라고 부르겠습니다. 그리고 이 역시 기라고 불립니다. 바로 <2차원 기>입니다.

다시 말해, **기는 단순한 재료인 <1차원 기>가 있고 정보가 실려서 시스템화 된 <2차원 기>**가 있습니다.

그동안 기라는 단어를 이렇게 개념적인 분리 없이 혼용해서 사용했기 때문에 학문적으로 헷갈릴 수밖에 없었던 겁니다. 게다가 기라는 단어가 실생활의 다양한 상황에까지도 확장되니까 기라는 용어는 엄청 다양한 의미를 지니게 되었으며, 그 때문에 오히려 정체불명의 개념이 되어버리고 말았습니다.

어쨌든 2차원의 정신 에너지는 정신계 하위 영역의 에너지인 기입니다.

결론적으로 **기는 모두 정신계의 하위 에너지**입니다.

여기에서 중요한 것은 아메바나 세균, 바이러스 등도 정신은 2차원입니다. 그래서 이것들도 세상을 느끼고 감정을 지닙니다. 다만 단세포 동물은 시작점 하나에 불과해서 우리 인간의 기준으로 봤을 때는 없는 것과 다를 바 없는 수준입니다.

세포들이 여러 개가 연결되어서 네트워크를 형성할 때가 되어서야 비로소 **2차원 기**(베타 소자)**를 소통하는 정신 시스템**이 제대로 형성됩니다. 즉 다세포 생물은 이 체계를 갖습니다.

게다가 이 시스템은 물질세계에서 공간을 실제로 차지하는 형태로 존재합니다.

"선생님. 그 정신 시스템은 신경을 말씀하시는 거죠?"

"아닙니다. 경락입니다."

"예~에? 경락이 없다면서요?"

네. 경락은 없다고 했습니다.

그러나 정확히 말하면, 앞에 단서가 달립니다.

"**물질적인 형태의** 경락은 없다."

왜냐하면 경락 역시 물질 현상이 아니기 때문입니다.

❶ 경락이란?

경락이란 무엇일까요?

경락은 물질이 아닌 정신 에너지의 소통 채널입니다. 정확히 말하면 정신계 하위 에너지의 소통 경로입니다.

인터넷에 검색해보면 경락은 '**기혈이 순환하는 기본 통로**'라 나옵니다.

기혈이 순환하는 기본 통로?

혈(血)은 당연히 혈관을 통해 순환하고, 현대의학에서 너무나 뚜렷하게 밝혀진 영역입니다. 경락이 혈관을 말하는 것이 아니니, 실제로는 '기혈'이 아니라 '기'가 흐르는 통로라고 봐야 합니다. 특히 경락의 대표적인 12경락이라는 그림을 보면 아시겠지만, 절대로 동맥이나 정맥의 혈관을 표시한 것이 아닙니다. 순전히 기가 흐르는 경로를 표시한 그림입니다.

경락이 엉터리 개념이 아닌데도 현대의학에서 허구나 미신처럼 여겨졌던 것은 그 초점을 오직 물질에다 맞추고 있어서 그러했던 것입니다.

경락은 기, 즉 1차원 기(알파 소자)와 2차원 기(베타 소자)가 소통하는 경로입니다.

1차로 물질에서 나오는 정신 파장, 2차로 생명에서 나오는 정신 파장. 이 두 가지가 섞여서 인체로 드나듭니다.

❷ 경락의 작용

인체에서 가장 강력한, 첫 번째 생명력 시스템의 열쇠는 바로 이 경락이라는 놈입니다.

현대 의학이 정체를 몰라서 활용을 못 하고 있지만, 경락은 실로 강력한 힘을 내재하고 있는 생명력 시스템의 창고입니다.

1차원 기는 존재의 에너지, 2차원 기는 감각과 감정의 에너지라고 했습니다.

이것들이 인체로 들어오면서 비슷한 주파수 파동과 공명을 합니다. TV에서 원하는 방송의 채널을 볼 수 있는 것은 같은 주파수끼리 공명하는 법칙을 이용한 것이라고 앞의 책 <더룰 리치편>에서 설명 드렸습니다. 우주에서 정보를 선택적으로 받을 수 있는 것은 이와 같은 주파수 공명 원리에 의한 것입니다. **인체에서는 경락이 그 채널 역할을 하여 같은 주파수 유형의 정신 에너지를 끌어들입니다.**

정신계 하위 에너지는 인간의 생명 현상에 있어서 정말로 없어서는 안 될 작용을 합니다.

생명력 자체를 발생시키기도 하고, 인체의 물질적 기능을 조절하는 또 다른 시스템이 되니까 말입니다.

경락의 감각 에너지와 감정 에너지가 어떻게 생명력에 관여하는지에 대해서는 다음 장에서 자세히 다루겠습니다.

생명력의 스위치

·첫 번째 비물질 스위치·

제6장

생명력의 스위치

첫 번째 비물질 스위치

경락이라는 것을 이용해서 무엇을 할 수 있을까요?

우주의 창조주가 인간을 창조할 때, 친절하게 <인체 사용 설명서>를 같이 줬다면 얼마나 좋았겠습니까? 아마 그 설명서에 가장 중요한 비결이라고 별을 다섯 개나 붙여서 강조하는 부분이 있다면, 그 중 하나는 경락일 겁니다.

1 감각의 정신 에너지

감각? 당신은 시각, 청각, 냄새와 맛, 접촉의 다섯 가지 감각을 떠올릴 겁니다.

그럼 감각 에너지는 시각 에너지, 청각 에너지, 후각 에너지, 미각 에너지, 촉각 에너지를 말할까요? 아닙니다. 주로 정신계 하위 에너지로 들어오는 감각 에너지는 오감과는 다른 '3대 항목'이 축을 이룹니다.

<온도>, <습도>, <압력>

이 3가지 항목입니다.

이것이 생물에게 감각으로 느껴지는 상태는 상대적으로 높고 낮음에 따라서 구분됩니다. '나에게 이 환경이 온도가 높은가, 낮은가? 습도가 높은가, 낮은가? 압력이 높은가, 낮은가?'

그래서 실제로는 <따뜻함과 차가움>, <건조함과 습함>, <고압과 저압>의 6가지 형태로 감각을 느끼게 되어 있습니다.

"어? 선생님. 냉온 감각이나 습도, 압력, 이런 거는 그냥 피부로 느끼는 정도에 불과한데요? 오감이 생물에게 더 중요하지 않습니까? 예를 들어 눈으로 보는 감각이 세상을 더 구체적으로 느끼게 합니다."

아마 이런 의문이 들 수 있습니다.

예를 들겠습니다. 조선 시대 때 어떤 사람이 사냥을 갑니다.

"사슴이 나타났다. 와! 잡아먹어야지! 어? 그 뒤에 보이는 것은 호랑이? 어서 도망가자!!!"

이처럼 눈으로 먹이를 발견하고 적을 피하는 것은 생존에 얼마나 필요한 감각입니까? 그런데 겨우 습기가 축축한지 아닌지 이 따위 사소한 감각이 생물에게 더 기준이 되는 감각 에너지라고 하니 좀 이상하지 않습니까?

그러나 생물이 생존하기 위해 가장 우선하는 감각은 다릅니다. **<지금 당장 주위 환경이 생존에 적합한지를 판단하는 능력>**이 최우선 감각입니다.

이상한 예를 들겠습니다. 신이 당신에게 깨달음을 주겠노라고 하면서 당신의 하루를 다른 생물로 사는 체험을 부여하기로 했습니다.

두근두근. 과연 당신은 어떤 생물이 될까요?

"신이시여. 저는 바다 속 돌고래. 신나게 헤엄치는 기분을 느끼고 싶어요."

"야. 너는 무슨, 영화 '아바타2' 찍냐? 돌고래는 웬 돌고래야? 신이여. 저는 이왕이면 공중을 나는 독수리가 되고 싶어요. 평소에 하늘을 마음껏 나는 기분이 어떨까 궁금했거든요."

독수리, 돌고래, 공룡... 이런 것들을 체험해보는 것도 나쁘지는 않을 것 같습니다. 그런데 신의 진짜 선택은?

"인간아! 오늘 하루 세균으로 살아라. 만약 오늘 하루 세균으로 살다가 죽으면 실제로 죽게 될 것이다."

헉! 세균...

자다가 문득 정신을 차린 당신은 세균 배양액에 놓여 있습니다. 당신은 무엇을 느낄까요?

"어? 온도가 점점 높아져요! 어? 건조해져서 내 몸이 말라요. 살려주세요~~~!"

세균으로 살기 위해선 온도가 맞아야 합니다. 균의 종류에 따라 너무 건조하거나 물속 같이 습하면 오래 못 살기도 합니다. 압력이 가해지면 세포가 찌그러져 죽습니다. 진공이 되면 세포가 부풀어 올라 터져 죽습니다.

생물에게 생존의 1차 조건은 온도와 습도, 그리고 압력(밀도)의 환경 조건입니다.

압력은 주로 공기의 압력으로 '기압'이 주요 환경입니다. 수중 생물은 수압이 될 수도 있습니다. 그런데 이 기압의 높고 낮음은 현실 생활에서는 바람으로 나타납니다. 기압이 높은 곳에서 낮은 곳으로, 공기가 이동하기 때문입니다.

그래서 감각 에너지의 주요 항목은 <온도>와 <습도>, <바람의 세기>로도 볼 수 있습니다.

이것은 당신이 기거하는 곳의 자연환경 에너지이기도 합니다.

이쯤에서 뜬금없는 질문 하나 하겠습니다. 당신은 어떤 조건의 집에서 살고 싶습니까?

A: "하하. 일단 집은 넓고 천장이 높아야 합니다. 마음이 편안해지거든요."

B: "어머나. 무슨! 집은 뭐니 뭐니 해도 예뻐야죠. 전망이 좋고 인테리어가 고급스러워야 하죠. 바닥은 나무 원목 이태리제가 최고에요."

C: "집은 돈입니다. 앞으로 가격이 많이 오를 집이 최고입니다. 그러기 위해선 입지가 좋아야죠. 학군하고 지하철역이 가깝고..."

현대인들은 집을 따지는 조건이 제각각일 겁니다.

하지만 원래 집이 갖춰야 하는 기본 조건은 **<기온 조절>, <습도 조절>, <바람 조절>**입니다.

기온 조절은 냉난방과 단열 시설. **습도 조절**은 비나 물이 새지 않고 배수가 잘 되어야 하겠죠. **바람 조절**은 환기가 잘 되고 평소 외풍이 없는 구조를 말합니다.

모두가 적당한 온도, 습도, 바람의 조건입니다.

노숙자를 제외하고, 현대인들은 주어진 주거지가 있기 때문에 이 환경의 중요성을 크게 못 느끼곤 합니다.

그래서 신이 새로운 깨달음 이벤트를 준비합니다. 아까 당신을 세균으로 만들었던 신이 또 나타났습니다.

"인간아. 체험 2탄이다. 원시 시대에서 원시인으로 1년만 지내라. 무사히

1년을 버티면 현실에서 1조 부자로 만들어주마. 하하하.”

오. 이번엔 솔깃하지 않으신가요? 현실의 1조 부자라니. 많은 분들이 자원할지도 모릅니다.

“신이시여. 혹시 이번 원시시대 1년 체험에서 죽으면 어떻게 되는지요?”

“물론 실제로도 죽는다. 하하하. 재밌겠지?”

‘우왓! 큰일이다. 이건 안 해야지!’ 하고 당신이 생각하는 동안, 어느 새 당신은 아무런 도구도 옷도 없이 원시 시대에서 깨어나게 되었습니다. 이제 어떻게 하시겠습니까?

‘어머나! 속옷도 없이 발가벗었잖아? 아무리 그래도 속옷은... 속옷은...“

하지만 원시시대의 원시인에게 속옷이 있을 리가 있겠습니까? 추위와 부끄러움이 같이 동반되는 시작 환경입니다.

원시 시대 1일. 다행히 아무 위험이 안 느껴지는 산악 지대에 당신이 있습니다.

처음에는 나무 아래 적당한 곳을 찾아 지냅니다. 그런데 갑자기 나타난 맹수의 공격 때문에 도망치게 되었습니다. 이제 밤부터 어디에서 자야할지 마음을 졸이게 됩니다.

일단 맹수나 적의 공격이 제일 걱정됩니다. 때문에 동굴이나 바위 틈 사이 또는 나뭇잎으로 덮어 위장한 땅 바닥에서 잘 겁니다. 난방이 없는데 계절까지 겨울이라면 그야말로 큰일입니다.

다행히 춥지 않은 밤, 야외에서 두터운 이불 없이 자는 것은 털이 없는 우리 인간에게는 무척 고역입니다. 게다가 옷도 없으니 그야말로 난감하지 않겠습니까?

혹시 차가운 바닥에 얼굴을 대고 자다가 입 돌아갈까 걱정입니다. 하지만 그것보다 훨씬 쉽게 감기에 걸립니다. 고열이 오르는데 해열제도 없습니다.

이거 맹수에 물려죽기보다, 아파서 죽을 노릇입니다.

그런데 차가운 곳에서 계속 자면 어디 감기만 걸리겠습니까? 관절도 아프고 여기저기 결립니다. 몸의 신진대사도 떨어져 소화도 제대로 되지 않습니다.

만약 당신이 택한 곳이 동굴 속이라면 습한 기운 때문에 날이 갈수록 관절이 나빠집니다. 곰팡이 감염도 잘 되어서 각종 질환이 생깁니다. 이처럼 원시 시대의 하루하루는 정말 지옥과 같습니다.

원시시대의 예는 **단기적인 생존**과 연결되었습니다. 하지만 실제 우리 생활에서 환경적 조건은 생물의 **장기적인 생존**, 즉 얼마나 오래 살 수 있는가 하는 문제와 매우 밀접합니다.

이제 당신이 사는 집을 벗어나서 시야를 더욱 확장해보겠습니다.

당신이 사는 지역의 기후는 어떠합니까?

생물의 경우를 보면 열대 지방에 사는 동물과 추운 극지방에 사는 동물, 건조한 사막에 사는 생물과 습한 해안가나 동굴에 사는 생물, 고산 지대에 사는 생물과 저지대에 사는 생물 등등 각각 생존에 익숙한 환경들이 있습니다.

자신의 맞지 않은 환경에 살면 당연히 오래 살기가 쉽지 않습니다.

만약 아랍 왕자 '빈 살만'이 서울 여의도의 땅을 몽땅 다 사서, 빌딩을 다 허물고 그곳에다 풀을 심어서 염소를 풀어놓고 키운다고 칩시다.

염소가 느끼는 환경의 느낌은 어떨까요?

'참 비싼 땅에 내가 살구나. 그러니 난 잘 사는 거야. 아이, 행복해. 메~~에~~~.'

이 따위 사람 같은 감각이 있을 리가 없습니다. 염소 입장에서는 오로지 생존에 필요한 느낌 밖입니다.

일단 염소가 살아남으려면 염소가 생존 가능한 온도, 습도, 바람이나 기압이 첫째 조건입니다. 두 번째로는 먹을 풀이 많고 맹수가 없어야 합니다.

이건 모든 동물, 아니 모든 생물에게도 마찬가지입니다.

1차 생존 조건은 자신이 거주 가능한 환경.

2차 생존 조건은 먹이와 천적의 숫자.

이제 초등학생도 아는 상식을 꺼내겠습니다.

* 식물 → 초식 동물 → 육식 동물 → 최상위 포식자 = 인간(?)

우리 지구의 자연 생태계는 이렇게 돌아갑니다. 먹이 사슬 또한 식물이 풍부해야 상위 생물들 역시 생존 확률이 높아집니다. 그러니 식물이 풍부한 곳에 염소가 살고 싶어 할 겁니다. 비싼 여의도 땅이 아니라. 하하.

그렇다면 식물은 어떤 환경 조건에 제일 민감할까요?

"아! 선생님! 무슨 말인지 느낌이 왔습니다. 1차 생존 조건, 딱 그거 아닙니까?"

네. 맞습니다.

식물이 자라는 데에는 적당한 온도, 습도, 그리고 기압의 고도. 이것이 기본 3대 조건입니다.

열대 지방에 사는 식물, 건조한 기후에 사는 선인장, 고산 지대에 사는 식물 등등 3대 조건에 따라 사는 식물이 다르다는 것은 충분히 아실 겁니다.

그렇게 **<초식 동물의 먹이가 되는 식물>이 울창하게 번식하는 환경 조건**. 그것이 **초식 동물에게는 역시 생존의 필수 조건**이 되는 셈입니다.

그래서 감각의 기초 항목은 온도, 습도, 압력이 되는 겁니다.

물론 다른 감각 에너지 또한 존재합니다. 하지만 이 3대 항목처럼 모든 생물에게 공통적이고 압도적이지는 않습니다.

당장 식물만 해도 눈이 있습니까? 귀가 있습니까? 입이 있습니까? 결국 고등 동물에게 있는 고등 감각, 시각 청각 후각 미각 같은 것은 제일 나중에 발달한 영역으로 가장 본능적이지는 않습니다.

그래서 이 3가지 1차 감각은 그 **<생물이 살 위치>를 찾는 감각**이기도 합니다.

경락은 이 보이지 않는 감각 에너지를 활성화하고 공명하는 안테나 역할을 합니다.

당신이 느낌으로 명확히 못 느끼더라도 무의식은 본능적으로 이것을 느낍니다.

동물이 자신이 살 위치를 본능적으로 찾아가는 현상은 철새에게서도 잘 관찰됩니다.

당신도 철새가 계절이 바뀔 때마다 먼 거리를 이동한다는 사실을 아실 겁니다.

그러나 도대체 얼마나 먼 거리를 날아갈까요?

철새 종류마다 다르지만, 확인된 기록을 보면 놀랍기만 합니다.

'흑꼬리 도요' 종류의 한 철새는 11일 동안 쉬지 않고 무려 1만2000km 이상을 비행했다고 합니다. 참고로 서울, 부산 거리가 대략 400km 정도이며 서울과 중국 베이징의 거리가 1000km입니다.

서울과 부산을 30번 가는 거리를 쉬지 않고 11일 만에 갔으니, 대략 하루에 서울 부산 거리 3배를 날아간 겁니다. 참으로 부지런한 새입니다. 당신이 뛰어서 서울 부산을 가라고 하면 얼마나 걸리겠습니까? 물론 날아서 가는 것이 더 빠르긴 해도 힘이 드는 것은 마찬가지입니다. 그런데 당신더러

하루에 서울 부산 거리의 3배를 가라고 하면, 차를 운전해서 가더라도 지쳐서 쓰러질 겁니다.

그렇다면 이 도요새는 대형 새일까요? 아닙니다. 체중이 190~400g 정도에 불과한 작은 새입니다. 이동 도중에도 날개를 움직이며 잠을 자지 않고 버틸 수 있다고 합니다.

시간이 더 걸리긴 해도 더 멀리 이동하는 철새도 있습니다. 지금까지 알려진 바에 의하면 가장 멀리 이동하는 철새는 '북극제비갈매기'라고 합니다. 이 새의 왕복 이동 거리는 거의 9만 6000km나 된다고 합니다. 편도로 한번 비행은 4만8천km. 지구 둘레가 약 4만 km이니, 편도로 한번 비행할 때마다 지구를 한 바퀴 도는 셈입니다. 이는 직선으로 가지 않고 둘러서 가기 때문에 그렇다고 합니다. 이 갈매기들은 30년 살면서 240만km 거리를 이동하는데, 이것은 달을 서너 번 왕복하는 거리입니다. 정말 삶의 날갯짓이 놀랍기만 합니다.

위의 도요새는 11일 만에 미국 알래스카 남서쪽에서 출발해서 뉴질랜드 오클랜드 부근의 바닷가에 도착했습니다. 새의 이동을 관찰한 박사는 "이 새는 자신이 지구의 어디에 있는지 알려주는 지도를 가지고 있는 것처럼 행동했다"고 말했습니다.

사람은 네비게이션 안내를 따라 이동합니다. 그런데 지도도, 하늘에 목적지 이정표도 없는데 새들은 어떻게 대양을 건너 다른 대륙까지 이동할 수 있을까요?

조류 학계에서도 철새의 이동방법은 아직 미스테리라고 합니다. 대략 7~8가지 정도의 방법으로 이동할 것이라고 추측합니다. 대표적인 것이 <학습 이론>. 어미 새를 따라 이동할 때 그 길을 기억했다가 가지 않을까 하는 추측입니다.

또 다른 가설은 '태양을 보고, 또는 별자리를 보고 갈 것이다,' 또는 '지구의 자기장을 이용해서 갈 것이다.'라는 추측들입니다.

하하. 우습지 않습니까? 새들이 별자리를 보고 간다니요. 새들이 태어날 때 별자리에 대해 다 알고 태어날까요? 아니면 어미새가 아기새한테 별자리에 대해 공부시킬까요? 땅에 그림을 그리면서요? "얘야. 이것이 북두칠성이란다. 이것은 사자자리. 이것은 양자리." 하하.

어미 새를 따라 간 길을 기억한다는 <학습 이론>도 맞지 않습니다. 사방으로 바닷물과 하늘뿐인 망망대해의 대양을 건너는데 무엇을 기억한다는 말일까요?

이에 대한 반론은 <나방 이동의 연구>를 보시면 바로 아실 겁니다.

<어떤 나방의 신비한 장거리 여행>

장거리 계절 이동하는 생물로 당신이 떠올리는 것이 철새라면 아직 모르는 사실이 있습니다.

지구에서 계절 따라 장거리 이동을 하는 가장 흔한 동물은 포유류나 철새가 아닙니다. 그건 곤충입니다.

몇 조가 넘는 엄청난 수의 나방과 나비, 잠자리, 메뚜기가 계절마다 대이동을 해서 대륙과 끝없는 바다와 큰 산맥을 넘습니다.

아마 아프리카에서 메뚜기떼가 대이동을 하는 영상을 본 적이 있을 겁니다. 메뚜기가 한 지역에서 고정으로 사는 것이 아니기 때문에 일어나는 현

상입니다.

과거에는 곤충은 그저 바람이 부는 대로 이동한다고 믿었습니다. 그러나 최근에는 곤충도 철새처럼 일정한 방향을 목표로 잡아서 이동한다는 사실이 밝혀졌습니다.

곤충은 무척 작고 가벼워서 바람이 불면 이리저리 휩쓸립니다. 큰 나방도 불과 3g 정도의 무게에 불과한데 어떻게 수시로 방향이 바뀌는 바람을 뚫고 수천km의 거리의 목표지점을 가는지, 학계에서도 그동안 수수께끼였다고 합니다.

독일의 연구소에서 '해골박각시'라는 나방을 추적해, 곤충이 척추동물 못지않은 복잡한 이동 전략을 펼친다는 사실을 밝혔습니다. 그리고 연구 논문을 과학저널 '사이언스'에 올렸습니다.

이 나방은 몸무게 3.5g에 불과합니다. 그것들은 해마다 가을이면 북유럽에서 알프스 산맥을 넘어 지중해나 북아프리카 또는 사하라사막 이남으로 이동해 겨울을 넘깁니다.

실험자는 실험실에서 애벌레 때부터 길러 한 번도 이동한 경험이 없는 나방 14마리에 초소형 발신기를 달아서 관찰했습니다.

그랬더니 나방은 목적지를 향해 완벽하게 직선 비행을 해서 결국 그 종류의 나방들이 가는 목표지점에 정확히 도착했다고 합니다. 부모 나방이 가르쳐 준 적도 없고, 태어나자마자 본능적으로 목표지점을 알고 찾아간 것과 같이 행동한 겁니다.

이것은 어떻게 가능할까요?

나방의 비행 전략은 매우 정교했다고 합니다. 뒤에서 진행방향으로 바람이 불면 나방은 비교적 높은 300m 고도에서 바람을 타면서도 방향을 잃지 않는 식으로 비행하고, 앞이나 옆에서 바람이 불면 고도를 낮추고 바람에 떠밀리지 않도록 방향을 잡으며 속도를 높여 날았다고 합니다.

연구 교수는 "한동안 곤충은 바람에 떠밀려 이동한다고 믿었다. 그러나 이번 연구는 곤충이 새와 견줄만한 이동 능력을 보유하고 있으며, 바람 조건이 좋지 않을 때도 잘 헤쳐 나간다는 걸 보여준다. 예를 들어, 풍향과 풍속이 이리저리 바뀌는 밤 동안에도 직선 비행경로와 비행속도를 꾸준히 유지하는 능력을 보여줬다."고 말했습니다.

나방의 경우를 봐도 학습으로 하는 이동이 아닙니다. 태어나서 한 번도 가본 적이 없는 초행길인데도, 본능적으로 목적지를 느끼고 방향을 구분하는 감각을 지니고 있는 것입니다.

이 현상에 대한 유력한 학설로 '지구 자기장을 느끼기 때문에 마치 나침반을 보고 항해를 하듯이 동물들도 머릿속에 작은 자석들이 나침반 역할을 할 것이다.'라는 학설입니다.

자기력을 느끼는 감각도 동물에게 있다고 생각합니다만 이 역시 완벽하진 않습니다.

예전에 영국 옥스퍼드대를 비롯한 유럽 3국 연구팀의 실험에 따르면 철새는 후각으로 방향을 찾는다고 합니다. 연구팀은 철새가 '지구의 자기력에 따라 방향을 잡는다.'는 가설과 '후각으로 방향을 잡는다.'는 가설 중에 어느 것이 맞는가에 대한 실험을 하기로 했습니다. 철새의 자기장에 혼동을 준 그룹과 후각을 마비시킨 그룹을 만들고 관찰했습니다. 그랬더니 자기장에 혼동을 준 그룹은 전혀 지장이 없이 방향을 찾았는데 후각이 마비된 그룹은 방향을 못 찾고 헤맸다고 합니다.

결국 연구 팀은 철새들이 후각으로 이동경로를 찾는다고 발표했습니다.

냄새로 목적지를 찾는다? 아무런 생각 없이 들으면 그럴 듯합니다.

"그럼요. 동물은 후각이 발달했으니까요."

당신도 이렇게 생각하신다면, 조금 전에 '북극제비 갈매기'가 이동하는 거리를 떠올려보세요. 한 번에 지구 한 바퀴의 거리를 날아서 목적지를 찾아갑니다. 그런데 목적지의 냄새를 맡고 간다고요?

도대체 어떤 냄새가 나야, 지구를 한 바퀴 돌아서라도 찾아갈 수 있는 걸까요? 설마 지구 반대편에 있는 냄새가 지구를 돌아서 반대편까지 느껴지기라도 하는 걸까요?

이걸 예로 들면 당신 친구가 방귀 냄새가 좀 지독한데, 어느 날 뉴욕에서 당신 친구가 방귀를 뀌었다고 칩시다. 뽀~옹! 그 순간, 한국 서울의 당신이 이상한 냄새를 맡기 시작합니다. 킁킁. 킁킁. "어? 이 냄새는? 친구가 뉴욕에서 방귀를 뀌었구나." 그리고 지도도 없이 배를 몰고 끝없는 바다를 건너 지구를 돌아서 뉴욕까지 무사히 도착해서 그 많은 사람들의 인파를 뚫고 방귀 냄새를 구분해 당신 친구를 찾는데 성공했노라고, '세상에 이런 일이'라는 프로그램에 나와서 인터뷰 하는 격입니다.

그런데 이 대단한 쇼와 같은 일을 철새들이 해냅니다.

아무리 후각이 뛰어나도 지구 반대편의 냄새를 맡을 리는 없습니다. 다만 구분할 뿐입니다.

냄새를 맡는 것이 아니라, 후각 기관으로 **느낌을 맡는다**고 저는 생각합니다.

좀 더 정확히 말하면 화학적 냄새를 맡는 것이 아니라 에너지의 느낌을 맡는다고 생각합니다. 물론 중간 중간에서 나는 실제 냄새 정보도 같이 이용하면서 말입니다.

에너지의 느낌?

이게 바로 지금까지 이야기하던 비물질적인 정보의 파장. 즉 **정신의 2차 원이 발산하는 감각 에너지의 느낌**을 구분한다는 겁니다. 이게 어려우면 그냥 <2차원 **기를 느낀다**>고 이해하시길 바랍니다.

몇 페이지 전 요약을 다시 보여드립니다.

> 이 3가지 기본 감각은 그 <생물이 살 위치>를 찾는 감각이기도 합니다.
>
> 경락은 이 보이지 않는 감각 에너지를 활성화하고 공명하는 안테나 역할을 합니다.
>
> 무의식은 본능적으로 이것을 느끼고 있습니다.

생물은 공간의 에너지를 종합적으로 느낍니다. 이게 그 장소의 직접적인 온도나 기타 환경들은 피부나 시각, 청각 등등 물질적인 감각 기관으로 바로 느끼지만, 장소가 원거리가 되면 **보이지 않는 파장을 공명하는 안테나 시스템으로 느끼게 됩니다.**

이것이 경락입니다. 생물의 **내부 에너지와 외부 에너지가 소통하며 공명하는 시스템.**

아까 3대 감각 에너지를 말씀드렸습니다. 온도, 습도, 압력.

이것이 상대적으로 높고 낮음에 따라서 상태는 6개 종류로 나뉩니다.

온도는 고온 - 저온

습도는 다습 - 건조

압력은 고압 - 저압

이것이 인체 내로 들어오면 아래와 같이 작용합니다.

온도는 고온 - 저온 → **뜨거움과 차가움**

습도는 다습 - 건조 → **축축함과 건조함**

압력은 고압 - 저압 → **딱딱함과 부드러움**

당신이 쌀쌀한 바깥에 있다가 사우나에 들어가면 당신의 경락에도 공명이 일어납니다. 당신의 경락 중에서 차가운 감각 경락은 억제되고 뜨거운 감각 경락이 활성화되는 변화가 일어납니다.

그런데 이렇게 직접 접하고 있는 환경이 아니라 먼 거리에 있는 환경이 미세하게 바뀌는 상황은 어떨까요? 신비하게도 인체의 경락은 안테나처럼 에너지 공명을 합니다. 마치 철새가 감각으로 원거리의 목적지를 찾는 것과 같은 원리입니다. → **감각 에너지의 공명.**

예를 들어서 비 오기 전날에 나이 많은 어르신이 "아이고. 다리야. 아이고. 허리야."하면서 신경통을 호소하면 거의 어김없이 그 다음날 비가 온다고 합니다.

이걸 그냥 우연이나 우스개 이야기로 넘기기도 합니다. 하지만 실상을 들여다보면 그렇지 않습니다.

잠깐 다른 질문부터 하겠습니다. 당신은 일기예보를 얼마나 믿습니까?

"아이고. 지난번에도 내일 비가 온다고 예보를 보면 그 다음날 날씨만 좋더라고요. 그래서 인터넷에 댓글을 보면 기상 예보를 하지 말고 기상 중계라도 제대로 빨리 하라고 비아냥거리는 사람이 있을 정도니 저도 그리 신뢰가 가지 않습니다."

맞습니다. 기상 예보는 사실 슈퍼컴퓨터를 동원하더라도 변수가 많아서 제대로 맞추기가 쉽지 않은 자연의 영역이기도 합니다.

그런데 2020년에 일본의 보건대학 그룹에서 이런 연구 발표를 했습니다.

관절류머티즘의 환자들이 다음날 날씨를 예상한 정답률은 62%이고, 일기예보 정답률은 52%였다고 합니다. 하하. 우습게도 관절염 환자의 예보가 기상청 예보보다 정확도가 더 높았다는 이야기입니다.

게다가 관절류머티즘에 의한 염증이 심한 사람일수록 정답률이 월등히 높았다고 합니다.

와우! 기상청 슈퍼컴보다 노인의 아픈 무릎 관절이 더 정확하다니 우습지 않습니까?

이 보건대학 연구진뿐만 아니라 많은 사람들이 이런 연구를 하고 있다고 하는데, 생물과 대기환경과의 시시각각의 관계에 대해서 연구하는 분야를 **생기상학(生氣像学)**이라 합니다. 그 역사는 오래되었으며 무려 그리스 시대로까지 올라간다고 합니다. 현대에 이르러서는 1955년 국제 생기상학회 제1차 총회에서 본격화되었습니다.

이 생기상학(biometeorology)은 그냥 흥밋거리가 아니라 기상학을 전공하는 사람은 누구나 아는 학문입니다.

생기상학에서는 기상과 관계가 깊은 병을 '기상병'과 '계절병'으로 분류합니다. 기상병은 시시각각 변하는 기상 현상에 의해 크게 영향을 받는 병, 계절병은 계절의 변화 때 발병하거나 악화되는 병입니다. 계절이 바뀌면 그 환경에 자극을 받아서 철새가 이동을 하듯이, 인체 역시 계절이 바뀌면 그 자극을 고스란히 받아서 인체 상태가 바뀌는 겁니다.

그래서 생기상학 분야가 발달한 선진국에서는 일기예보를 할 때 날씨와 질병 정보도 함께 예보합니다. 독일이 대표적인 나라인데, 오래 전부터 '의학기상예보'를 해왔다고 합니다. 예보팀은 기상학자, 물리학자, 의학자로 구성되며 매일 일기예보와 함께 발생 가능성이 높은 질환을 알려줍니다.

"내일은 각종 경련 현상과 급성 심장병 발생 가능성이 높아지겠습니다."

한국의 당신은 일기예보에서 이런 일기예보 안내가 나오면 이상하게 여길 겁니다. 그러나 독일에서는 이런 일기예보가 실제로 나온다고 합니다.

독일의 '함부르크' 기상대에서는 1925년부터 매일 '의학기상예보'를 통해 날씨에 따른 취약 환자 정보를 각 병원에 통보합니다. 또한 병원에서도 대수술을 할 경우, 수술 시행 여부를 결정하기 전에 기압계를 참고한다고 합니다. 환자가 기상병 인자가 있다면 기압상태에 따라 인체 내부 환경이 악화될 가능성이 있기에 가능하면 대수술을 피한다고 합니다.

수술실은 기온과 습도를 원하는 대로 조절 가능합니다. 그런데도 외부 자연 환경이 인체에 미치는 영향을 무시 못 하는 겁니다. (마취된 환자의 경락은 수시로 외부 환경과 공명하며 에너지가 달라지기 때문입니다.) 이런 것은 당연히 통계와 실제 임상 경험이 적용되어서 하는 조치이기도 합니다.

아무튼 생기상학은 멀리 있는 자연 환경이 우리 인간의 내부 에너지를 어떻게 변화시킬 것이라는 것을 미리 예측하는 학문이며 의학의 실제 치료에 응용한다는 것이 핵심입니다.

그런데 그 징조를 슈퍼컴까지 사용하는 전문가 집단보다 신경통에 걸린 노인들이 미리 더 정확하게 예측하고 있는 셈이니, 인체의 감각 시스템은 실로 놀랍지 않습니까?

그리고 이것은 빙산의 일각에 불과합니다.

더 먼 거리의 자연 환경의 변화도 인체의 경락에서 공명을 일으키며, 그 에너지 영향을 미칩니다. <더룰 리치편>에서도 그런 내용을 잠시 다뤘는데 일부분 불러오겠습니다.

당신은 지구에 살고 있기 때문에 항상 지구 중력의 영향을 받고 있습니다. 그리고 지구의 중력에 묶여있는 달도 지구에 영향을 줍니다. 지구 전역에 생기는 밀물, 썰물이 생기는 것이 바로 달 때문입니다. 그런데 달이 지구에만 영향을 줄까요? 아닙니다. 저와 당신에게도 영향을 주고 있습니다. 생체 리듬에는 항상 그 영향력이 반영되어 있습니다.

여성들의 월경주기를 예를 들겠습니다. 월경은 평균 29~30일의 주기로 나타나는데 이는 달이 차고 이지러지는 주기와 일치합니다. 이 둘 사이의 정확한 영향력은 아직도 밝혀지지 않았습니다. 또한 유독 보름달에 출산이 많아지는 통계가 있습니다. 과학적인 이론이 명확히 밝혀지지 않았지만, 달의 당기는 힘이 작용한다는 '달의 중력 이론'이 있습니다.

스위스 바젤 대학이 실시한 실험에서 보름달 밤에 깊이 잠자는 시간이

약 20 분 정도 단축된 것으로 나타났습니다. 또한 사람이 잠들 때 분비되는 호르몬, 멜라토닌 분비량도 보름달에는 줄어든다고 밝혀졌습니다.

이런 예를 당신이 달에 영향을 받고 있는 것 중에 지극히 일부입니다.

인체가 영향을 받으면, 정신은 영향을 받지 않을까요? 당연히 영향을 받습니다. 또한 당신 내부의 파장도 영향을 받고, 운도 영향을 받습니다.

그렇다면 달만 영향을 미칠까요? 지구를 중력으로 끌어당기는 태양은 영향을 주지 않을까요? 조수간만의 차이는 달이 제일 큰 영향력을 미치지만, 태양도 영향을 미칩니다. 또한 태양계를 도는 모든 행성들이 다 영향을 미칩니다.

<달의 인력 : 태양의 인력 : 기타 행성의 인력 = 1 : 0.43 : 0.000052>

그것들이 지구의 거대한 바다까지도 쥐고 흔드는데, 무척 작은 당신에게는 영향력을 미치지 못할까요? 분명히 평생 24시간 내내 영향을 미치고 있습니다. 당신이 의식 못하고 있다고 해서 그 영향력이 사라지는 것은 아닙니다.

그래서 동양철학과 서양의 별자리 점성술은 그런 힘들을 상징으로 운을 점치기도 합니다. 그 내용이 꼭 맞다 하는 말은 절대 아닙니다. 다만 당신에게 서로 영향력을 주고받는 거대한 힘이 존재하는 것만은 분명한 사실이라는 겁니다.

달과 태양, 그리고 나머지 행성들이 그 멀리에서 지구의 자연 전체에 영향력을 늘 끼치듯, 당신의 내부 에너지에도 늘 영향력을 끼치고 있습니다.

"세상에! 달도 태양도 영향을 주고, 금성 목성 토성 화성 이런 것들도 다

우리 몸에 영향을 준다고요?"

아마 이렇게 놀라시는 분도 계실 겁니다. 이렇게 우리 인체는 끊임없이 우주와 공명한다고 볼 수 있습니다. 우주의 운행은 거대한 중력뿐만 아니라 경락을 통해 공명이 되고 영향을 미칩니다.

그러나 당신은 달이나 별자리가 당신 몸에 어떤 영향을 끼칠지 고민할 필요는 없습니다. 이런 영향력은 가까운 자연 환경에 비해서 약하니까요. 다만 영향력이 아예 없는 정도는 아니라는 겁니다.

이제 철새 이야기로 다시 돌아가 보겠습니다. 철새가 지구 반대까지 날아가는 동안, '지구 자력을 이용한다? 후각을 이용한다? 별자리를 이용한다?' 등등 여러 가설이 있다고 했습니다. 저는 철새 종류마다 선호하는 감각 에너지를 모두 참고할 수 있다고 봅니다.

그 중에 만약 별자리를 이용한다면?

철새가 별자리를 보고 그 별자리가 양자리인지 사자자리인지, 특정 계절에 어느 방향에 있는지, 그 모양의 특징을 지식으로 파악하는 것은 절대로 아니라고 봅니다. 다만 거의 **무의식적으로 끌림이 있는 별빛 방향**으로 가는 거라고 봅니다.

어쨌든 사람이 수백km 바깥의 날씨에도 반응하고 저 멀리 달과 별의 운행에도 반응하는데, 그 이면에는 안테나 같은 신비한 생명 시스템인 경락이 한몫 하고 있습니다.

우주와 연결되어 내부 에너지를 바꾸는 강력한 힘을 가진 생명 시스템. 그것이 경락입니다.

우리는 이것을 이용해 인체 상태를 조절할 수 있습니다.

2 감각 에너지 경락 활용

자. 이제 당신은 인체 내부의 생존 환경을 조절하는 리모컨을 얻었습니다. 내부의 생존 환경을 조절한다? 말만 들어도 멋지지 않습니까?

암과 같은 난치병이 기적 같이 낫는 사례를 분석해보면 인체의 **<자연 치유력>과 <생명력> 발동이 관건**이 됩니다.

요즘은 좋은 치료법이 많이 나와 생존율이 높아지는 추세지만 여전히 암은 현대인의 사망 원인 선두입니다. 그러다보니 사람들은 확인되지 않는 민간요법이나 신앙의 힘으로 낫겠다고 시도하는 경우도 많습니다. 전문 병원 치료를 거부하고 도전하기에는 너무 무모한 짓인데도 의외로 기적처럼 나았다는 사례들이 있습니다. 그러나 다른 사람이 같은 방식으로 도전했을 때 아무 효과도 거두지 못하는 것이 문제입니다.

"어? 왜 그 사람은 되고 저는 안 되나요?"

어떤 암 환자가 이렇게 질문할 수도 있습니다.

그러면 그 기적 같은 치료는 왜 가능했을까요?

그 환자가 먹었던 식품이나 민간 치료 방법, 기도 그 자체가 항암에 특효가 있었다기보다, 그 사람에게 기적적인 **<생명력>이 발동되는 계기**가 되었을 가능성이 높습니다. 그 이면에는 생명력 스위치인 <경락>이나 뒷장에서 설명할 <2번 생명력 스위치>가 강력하게 활성화된 것이 비결이고, 그가 먹었던 식품이나 민간 치료 방법은 그것의 도화선 정도였을 겁니다.

암이나 난치병 치료는 활용도가 낮은 사례라면, 평소 건강관리에 강력한 힘을 발휘하는 것은 경락의 매우 대중적인 사례입니다.

가령 지금 열이 펄펄 납니다. 어떻게 할까요?

"선생님. 해열제를 먹어야죠!"

맞습니다. 해열제를 먹어야 합니다. 그런데 야외에서 해열제가 없는 상황이라면?

이 때에는 손으로 당신의 인체 중에서 <뜨거운 에너지 경락>을 억제하는 자극을 주고, <차가운 에너지 경락>을 활성화하는 자극을 주면 도움이 됩니다.

평소에 열이 많은 체질의 사람은 수시로 <차가운 에너지 경락>을 자극해서 몸의 균형을 맞추면 도움이 됩니다. 반대로 몸이 냉한 체질의 사람은 <따뜻한 에너지 경락>을 자극하면 좋겠죠?

물론 제대로 된 효과를 얻기 위해서는 한의사 같은 전문가의 도움이 필요합니다.

예를 들어 마른 기침이 자꾸 나면 <습한 에너지 경락>을 보강하고 <건조한 에너지 경락>을 억제시킵니다.

사타구니에 습기가 차서 습진이 계속 생기면, <건조한 에너지 경락>을 활성화시키고 <습한 에너지 경락>을 억제합니다.

이런 경우도 있습니다. 대체로 살찐 사람들은 습한 경락이 활성화되어 있고, 마른 사람들은 건조한 경락이 활성화되어 있습니다. 직관적으로 생각해보면 건조하면 풀도 말라비틀어지고, 습기가 충분하면 풀도 풍성해지는 것과 비슷한 이치입니다.

평생 아무리 노력해도 살이 찌지 않고 비실비실 마른 사람은 습한 경락을 활성화시키고 건조한 경락을 억제한다면 좀 더 통통한 체형으로 바뀔 가능성도 있습니다.

그런데 이런 응용은 아직 예고편에 불과합니다. 인체가 이렇게 단순하게만 굴러가지 않기 때문입니다. 경락 하나의 에너지만 변화시킨다고 해서 그리 쉽게 살찌고 살이 빠지면 얼마나 편하겠습니까?

지금까지 배운 것은 경락의 한 가지 성질이므로 반쪽짜리 이론에 불과합니다. 경락은 복합적인 에너지 시스템이므로 일반적으로 한 가지 성질만 조절해서는 인체가 원하는 대로 바뀌지는 않습니다.

이건 마치 초등학생이 덧셈만 배우고 미적분 수학 문제를 풀려고 도전하는 것과 같습니다. 지금보다 더 중요한 경락의 퍼즐 두 개를 맞춰야만 비로소 경락을 제대로 이용할 수 있기 때문입니다.

이제 두 번째 퍼즐로 넘어가겠습니다.

3 감정의 정신 에너지

이번엔 경락의 두 번째 퍼즐인 감정의 정신 에너지를 보겠습니다.

인간은 감정이 풍부한 생물입니다.

사람의 감정으로, 당신은 뭐가 떠오르나요?

"사람의 감정하면 당연히 사랑이죠. 사랑을 얻는 자, 천하를 얻으리라. 크하하." - 정신 나간 독자

드라마나 영화의 주제에서 빠지지 않는 것이 사랑이고 증오이다 보니, 아마 당신도 인간의 감정으로 제일 먼저 사랑이나 증오를 떠올릴 지도 모릅니다.

그러나 사랑은 좀 더 고차원에 복합적인 감정입니다. 노골적으로 말하면 생물학적으로는 값비싼 감정이기도 합니다.

생물에게 기초적인 감정은 조금 다릅니다. 감정의 기본은 앞서 감각과 마찬가지로 생존과 결부되어서 시작되었기 때문입니다.

예를 들어 아메바나 짚신벌레는 사랑을 느낄까요?

어떤 아메바가 어쩌다 마주친 다른 아메바를 보고 이렇게 생각합니다.

"아. 저 섹시한 세포벽 봐! 세포벽에서 반짝반짝 빛이 나. 그리고 저 우아한 꿈틀거림. 너무 멋지잖아. 나 사랑에 빠졌나봐."

물론 이럴 리는 없습니다.

세포 하나로 이뤄진 아메바가 감정이라는 것 자체가 있는지도 모를 판국인데 이런 고급 감정까지는 없을 겁니다. 하지만 기초적인 감정은 있을 거라고 저는 생각합니다.

바로 **<생존 감정>**입니다.

모든 생물은 처음에는 생존과 관련된 정신세계부터 발달했습니다.

"그런데 선생님. 혹시 아메바세요?"

"아... 아닌데요, 아메바? 어찌 저한테 그런 심한 말을?"

"아메바도 아닌데, 어떻게 아메바가 감정을 지녔는지 잘 아시나요? 현대 과학에서, 생각은 뇌에서 생긴다고 하잖아요? 그런데 겨우 세포 하나만 있어서 뇌도 없는 생물이 과연 생각도 하고 감정도 느끼고 그런 게 가능할까요?"

똑똑한 분은 이런 의문을 지닐 수 있습니다.

아메바도 감정을 느낀다고, 제가 생각하는 이유는 자극에 대해 반응을 하기 때문입니다.

<감정의 원시적인 형태>는 그 생물을 둘러싼 **<환경의 자극에 반응>**하는

것에서부터 비롯되었기 때문입니다.

생물은 반응을 합니다.

모든 생물은 감각이 있다고 했습니다. 주변 환경이 어떤지 느끼는 능력. 그것이 감각입니다.

그런데 생물에게 만약 감각만 있다면 무슨 소용이 있겠습니까? 감각이 있는 이유는 생존에 유리한 반응을 일으키기 위함입니다.

쉽게 말해서 먹이가 나타났다, 그럼 가서 잡아먹고. 적이 나타났다, 그럼 도망가고.

아까 생물의 생존 감각은 1차로 온도, 습도, 압력.

2차는 먹이와 적의 파악이라고 했습니다.

만약 '온도가 높아서 생존에 적합한 장소가 아니다.'라는 것을 **감각**으로 느꼈다고 합시다. 그렇다면 **반응**이 있어야 합니다. 그 위치에서 이동을 하든, 온도를 낮추든 말입니다. 온도를 낮춘다는 것은 사람이면 땀을 흘리고 개는 혓바닥을 내밀어서 체온을 낮추어서 내부 환경을 바꾸는 것이 그 반응 중에 하나입니다. 물론 현대인인 당신은 에어컨을 틀어서 온도를 낮추겠지만요.

> **생물 = 감각 → 반응**

만약 생물이 반응하지 않을 것 같으면 감각은 괜히 필요 없이 고통만 선사하는 존재입니다.

예를 들어 불이 뜨겁다는 걸 느끼면 뭐합니까? 어차피 반응 기능이 없어서 타 죽을 거라면 차라리 못 느끼는 것이 저 세상으로 가는 동안이라도 편할 겁니다.

그러니 감각을 느낀다는 것은 그에 대한 반응을 하기 위함이며, 반응을 일으키는 그 무엇은 바로 **<감정>**이라는 정신세계로부터 비롯되었습니다.

"에이! 선생님. 감각을 느끼면 반응하는 것은 '뇌'겠죠. 불이 나는 걸 보면 뇌가 판단해서 도망을 가지, 감정을 느껴서 도망가나요?"

하하. 이렇게 생각하실 수도 있습니다. 불이 나는 걸 보고 '불아. 나는 너 싫어. 싫어.' 이런 감정을 느껴서 도망간다기보다는 거의 반사적으로 뇌가 판단을 내려 다리가 움직인다고 생각할 테니까요. 하지만 그 반사적으로 반응하는 뇌의 판단도 애초에는 감정으로부터 발달한 것입니다.

예를 들어 뇌가 없는 생물들은 불을 보고 반응하지 못할까요?

아까 말한 아메바는 세포가 하나짜리라서 당연히 뇌 같은 것은 없습니다. 오죽하면 농담으로 친구를 욕할 때, "야이. 아메바 같은 놈아."라고 할까요? 만약 당신이 친구에게 이런 말을 들었다면 당신의 뇌가 없다는 뜻입니다. 하하.

어쨌든 아메바 같이 세포 하나짜리 생물 중에서도 원시 상태의 핵을 지닌 놈들을 **<원핵 생물>**이라고 합니다. 달랑 세포 하나 있는데, 그 중에서도 중심이 되는 세포핵조차 제대로 갖추지 못한 아직 **원시 단계의 생물**입니다.

이런 원핵 생물조차 당신이 불을 가져다 대면 즉각 반응을 합니다.

원핵 생물 중에는 멀리서도 불빛을 따라 달려드는 종류가 있는가 하면 불을 피해 달아나는 종류도 있습니다.

이걸 조금 근사한 용어로 **'주광성(走光性)'**이라고 미생물학에서는 부릅니다. 주광성은 <달릴 주(走)>에 <빛 광(光)>이 붙었으니, **<빛의 자극을 따라가는 것>**이라고 이해하시면 됩니다.

그리고 **'주화성'**이라는 것도 있습니다.

"주 화성? 화성 간다는 뜻인가요? 테슬라의 '일론 머스크'가... 화성 간다고 했는데... 저도 언젠가는 도지 코인 오르면 화성 갈 꺼니까~~~." - 코인 중독 독자

갈 주(走)에 화성이 붙은 것은 맞지만, 일론 머스크랑 상관이 있을 리가 있습니까? 하하.

화학의 성질에 반응해서 간다는 뜻입니다. 화학 물질을 근처에 두면 그것을 알아채고 화학물질로 가는 놈, 반대로 도망가는 놈들이 있습니다.

뇌도 없고 신경 조직도 없고 달랑 세포 하나인 생물들도 이렇게 자극에 반응을 합니다.

뇌가 없어서 생각을 못할지 몰라도 자극에 반응하는 것. 이것이 정신의 2차원의 단계의 시작입니다.

생각이 없는 대신 <감정>이란 것이 생깁니다.

그 감정이라는 정신 작용이 자극에 대해서 어떻게 반응할지 결정합니다.

"저 자극을 향해 달려갈까? 저 자극을 피해 도망갈까?"

하하. 이것을 인간의 고급 생각으로 변화시켜 말한다면 이렇겠죠?

"사느냐? 죽느냐? 그것이 문제로다."

세익스피어가 햄릿의 대사를 쓰면서, 아메바의 대사로 활용될 줄은 아마 몰랐을 겁니다. 하하.

이런 원시 형태의 생물이 느끼는 정신 작용은 단순합니다.

<좋다. 나쁘다.>

어떤 자극을 좋다고 느끼느냐, 나쁘다고 느끼느냐?

물질을 떠나서 정신 작용인 감정은 단순하게 이 두 가지로 갈립니다.

"에? 선생님. 어떻게 세포 하나가 그런 감정을 느끼겠습니까? 아마 원자 현미경 같은 걸로 관찰해보면 원핵 세포가 빛을 보고 반응을 할 때에는 어떤 화학 물질이 세포 내에서 분비가 되어서 그렇게 움직이는 걸 겁니다. 단순히 자극에 따른 화학 물질 분비의 결과로 움직이는 거지. 어떤 감정을 느껴서 반응을 하는 것은 너무 과장한 것 같습니다."

현명한 분은 이렇게 예리하게 분석할 수도 있습니다.

그 분석도 맞습니다.

정신과 물질을 분리해서 생각하면 모든 것이 그렇게 보이니까요.

당신은 당연히 생각을 합니다. 그건 반론의 여지가 없습니다.

어느 날, 물질주의 외계인이 당신 앞에 나타나 당신을 분석합니다. 그 결과 당신은 생각이 없는 동물이고, 뇌에서 어떤 물질이 분비되거나 전기 자극이 생길 때 당신이 외계인을 피해 달아난다고 분석할 수도 있습니다.

우리가 생각을 하면 뇌라는 물질적인 부분에서 분명히 신경 자극이나 화학 물질의 변화가 생기니까요. 이렇듯 정신 작용은 물질계에 어떤 형태로든 물질적인 변화를 동반하곤 합니다.

앞에서도 말씀드렸지만 물질과 정신은 동전의 양면과도 같습니다. 한쪽 면만 당신의 눈앞에 두고 보면 반대편이 없는 것처럼 생각될 수도 있지만 동전은 분명히 양면으로 이뤄져 있습니다.

물질과 정신은 항상 짝을 이뤄서, 거울 면처럼 존재합니다.

예를 들어 이쪽 물질이 2차원 평면 구조를 이루면, 저쪽 거울 너머 정신도 2차원 평면 구조를 이룹니다.

어쨌든 모든 생물은 무생물에서부터 생겨나왔고, 생물이 되면서 정신 작용이라는 것이 발달했습니다.

단세포 생물 같은 원시 생물도 정신작용인 감정이 생겨서 생존의 신호등으로 작동합니다.

하지만 이런 원시 생물은 당신이 느끼는 '고차원적인 생각이나 감정'과는 레벨이 다른 감정을 지닙니다.

그냥 단순한 두 종류의 에너지에 불과합니다.

좋은 느낌의 에너지, 나쁜 느낌의 에너지.

이걸 다르게 말하면 플러스 에너지, 마이너스 에너지. 또는 동양에서는 음과 양 에너지로 부를 수 있습니다.

그런데 좋다 나쁘다고 말하니 느낌보다는 선과 악의 개념으로 오해할 수도 있어서 조금 더 상황에 맞게 표현한다면 이렇습니다.

<유쾌함>과 <불쾌함>.

- 뭔가 쾌적한 느낌의 끌림.

- 뭔가 불쾌하거나 불편한 느낌의 끌림.

이렇게 원시 감각은 두 가지로 발전하게 됩니다.

모든 생명체에게 생존의 신호등으로 시작된 감정은 점차 생물이 진화하면서 다양해집니다.

유쾌는 곧 기쁨, 사랑, 편안함 등 더 넓은 영역의 감정을 포함해서 확장됩니다.

불쾌는 공포, 불안, 우울 등으로 확장됩니다.

이제 우리는 사랑과 증오, 질투, 광기 등등 다양한 정신 감정을 만날 수 있습니다. 하지만 우리가 주목할 것은 오직 하나!

감정 에너지는 우리를 움직이게 하는 운동성을 지닌다는 겁니다.

경락과 관계되는 것은 바로 이 **'운동성'**입니다.

"와! 맞아요. 언젠가 TV에서 '사랑은 움직이는 거야.'라고 했어요."

하하. 옛날 TV광고에서 차태현과 김민희가 나와서 유명해졌던 광고문구가 '사랑은 움직이는 거'라는 겁니다. 하지만 이것은 사랑이란 **감정은 변한다**는 뜻이고, 제가 말한 것은 감정 에너지가 **몸을 직접적으로 변하게 만든다**는 뜻입니다.

감정 에너지가 **몸을 직접 이동**시키든지, **몸 내부를 변화**시키든지, 어쨌든 그런 운동성을 지닌다는 겁니다.

단적으로 아까 원핵생물처럼 생물은 유쾌한 쪽으로는 가까이, 불쾌한 쪽으로는 멀리. 감정 에너지가 이렇게 움직이도록 반응합니다.

만약 이런 감정 에너지가 없다면 우주의 모든 생물은 벌써 멸종했을 겁니다.

예를 들어 음식을 먹을 때 사람이 기분이 좋거나 만족한 감정을 느끼지 못하고 번거롭기만 하다면 어떨까요? 아마 안 먹으면 힘이 없으니 할 수 없이 먹는다는 정도겠지요.

이렇게 되면? 다이어트에 대한 고민이 없는 세상이 열리는 겁니다.

하하. 농담이구요. 사람들은 먹는 것에 소극적이라 영양이 부실해질 겁니다. 그 결과, 수명이 짧아지고 작업 능률도 떨어지게 됩니다. 물론 우리 인

제 6 장

간들은 영양과 건강에 대한 지식이 있으니 억지로라도 먹겠죠?

그렇다면 동물들은 어떨까요? 먹는 게 아무런 쾌감도 없이 그저 번거롭기만 하다면? 사냥 횟수도 많이 줄어서 영양이 좋지 않아 빨리 건강이 쇠퇴하게 될 겁니다.

그러나 먹은 음식에서 쾌락을 느끼기 때문에 기를 쓰고 먹게 됩니다. 의사가 당신에게 "더 살찌면 건강에 좋지 않다."고 경고해도 밤마다 몰래 냉장고에서 음식을 꺼내 먹습니다. 심지어 체중이 300kg이 넘은 비만인이 얼마 못 살고 죽을 거라는 의사의 경고를 들어도 미친 듯이 먹는 경우도 실제로 있습니다. 왜 바보같이 그럴까요? 먹는 것이 너무 즐거우니까요.

이처럼 **감정 에너지는 학습으로 얻은 어떤 지식보다 당신을 활발하게 움직이게 하는 근원**입니다.

인간이 선택을 할 때, 지식과 감정이 싸움을 한다면 대부분은 감정이 이기고 맙니다.

'저 사람을 만나면 안 되는데...' 이성으로 판단은 하지만 결국 만나게 되고 불륜을 하는 커플도 있습니다.,

'화를 참아야 돼...' 알지만 못 참고 평생 신세를 망치는 사람도 있습니다.

만약 당신도 그래서 자책하는 경우가 생긴다면 그건 당신이 모자라서 그런 것이 결코 아닙니다. 애초에 **신이 그렇게 <감정이 이기도록> 만들었기 때문입니다.**

감정 에너지는 그만큼 강력합니다.

감정 에너지가 근원은 두 가지라고 했습니다. **유쾌와 불쾌.**

동양의 음과 양 에너지로 볼 수 있습니다.

그런데 감정 에너지가 실제로 우리 3차원 우주에서 운동성으로 표현될 때는 다섯 가지 흐름으로 나타납니다.

이 다섯 가지 흐름을 동양에서는 오행(五行)이라 부릅니다.

그래서 **감정 에너지는 경락을 통해 음양 오행으로 표현되는 운동성을 발생시킵니다.**

이는 **경락에 음양 오행이 나타나는 근본적인 이유**이기도 합니다.

4 감정 에너지의 다섯 가지 패턴 (오행)

단세포 생물조차도 먹이나 적을 감각하면, 감정은 움직임의 선택을 합니다.

가거나 멈추거나, 후퇴하거나 멈추거나.

그런데 가고 멈추는 운동성을 들여다보면, 다섯 가지 단계가 있습니다.

예를 들어 치타가 처음에 먹이를 발견합니다.

- 탕하고 뛰쳐나갑니다.
- 마구 점점 더 빨리 달립니다.
- 움직임이 정점에 달합니다.
- 속도가 줄어듭니다.
- 멈춥니다.

이렇게 다섯 가지 흐름의 단계를 동양에서는 오행, 즉 <u>**<목화토금수>**</u>로 부릅니다.

한국 사람치고 이 오행을 모르는 사람은 결코 없을 겁니다. 일주일이 오행으로 되어있으니까요.

일 월 화 수 목 금 토.

이 중에 일요일, 월요일은 해와 달입니다.

나머지가 화수목금토인데 순서만 다르게, 목화토금수로 보통 말합니다. 이렇게 말하는 이유는 오행이 생겨나는 순서가 목화토금수 순서대로이기 때문입니다.

"선생님. 오행 모르는 사람이 어디 있나요? 한자로 목은 나무, 화는 불, 토는 흙, 금은 쇠, 수는 물. 동양에서는 이 세상은 이렇게 다섯 가지 원소로 되어 있다고 해서 오행이라고 부른다죠? 그런데 시대에 뒤떨어진 개념 아닌가요? 나무랑 불, 흙, 쇠, 물이 무슨 세상을 이루는 원소입니까? 완전 엉터리 개념이죠."

예. 동양철학에서는 이 우주는 이렇게 다섯 가지 원소로 이루어져 있다고 주장합니다.

나무, 불, 흙, 쇠, 물.

아무리 봐도 우주의 구성 재료로 보기엔 너무 원시적인 생각 같습니다.

그리고 사실 원시적인 생각이 맞습니다.

만약 저 이론을 어설프게 믿고 살면 망신당하기 딱 좋습니다. 어느 날, A씨가 우연히 마주친 유명한 물리학자에게 이렇게 묻습니다.

A씨 : 물리학 박사님. 우주를 이루는 다섯 가지 원소가 뭐일까요? 흐흐.

물리학자 : 다섯 가지 원소요? 음. 원소가 118개가 아니라요?

A씨 : 네. 우주의 5원소 말입니다.

물리학자 : (이 분은 고대 시대에서 온 분인가? 고대 우주 이론을 들먹이네.)

물리학자 : 아저씨. 혹시 어디서 오신 분인가요? 고대에서 왔나요?

A씨 : 아뇨. 말죽거리에서 왔는데요?

물리학자 : ... ...

A씨 : 아! 학교는 고대 나왔습니다. 고대 법대. 역시 박사님이라 용하시네
요. 그걸 다 맞추시고.

물리학자 : ... ... (이 사람은 자기 말만 하네? 의사소통이 좀 힘들군...)

고대 그리스 시대에는 '4원소'설이라고 해서 우주는 물, 불, 공기, 흙으로
이뤄졌다고 믿었습니다. 그와 버금가는 이론이 동양의 '5원소'설. 바로 나
무, 불, 흙, 쇠, 물로 우주가 이뤄졌다는 겁니다.

그러나 요즘은 이런 이야기를 하면 지나가는 초등학생도 한 마디 하는 시
대입니다.

"우하하! 우주는 118개 원소로 이뤄졌는데~. 바보!"

요즘 초등학생은 원소 118개가 적힌 주기율표를 안다고 합니다. 이처럼
우주는 118개의 원소로 이루어져 있습니다. 5개가 아니라. 그렇다면 시대
에 뒤떨어진 엉터리 이론이라고 오행을 폐기처분해야 할까요?

그러나 오행의 정확한 정체를 알고 나면 마음이 바뀔 겁니다. 처음 발상의
시작은 엉성한 이론이었지만 그 핵심은 우주를 꿰뚫는 진리이기 때문입니다.

여기에서 뜬금없는 질문 하나 하겠습니다.

"물리학이 뭔지 아세요?"

평소 물리학, 화학, 생물학 등 이름은 익히 알지만 막상 물리학이 뭔지 개
념을 말하라고 하면 머리가 새하얗게 백지처럼 빌 겁니다.

"선생님. 그런 쉬운 질문은 이과에게 하세요. 전 문과거든요."

하하. 거창하게 대답할 필요도 없습니다. **물리학**은 **우주 만물의 이치를 연구하는 학문**입니다. 그러나 학문의 내부를 들여다보면 만물의 이치 연구는 하나로 귀결됩니다.

<에너지가 어떤 원리로 움직이는가?>

이것이 현대 양자역학을 포함한 물리학의 단일한 주제입니다.

예를 들어, 인류 문명의 전환점이 된 아인슈타인의 연구도 그러합니다. 당신은 상대성 이론을 한번쯤 들어보셨을 겁니다.

그러나 상대성 이론이 무엇인가 이 책에서 설명하고자 하면, 아마 당신은 인생이 끝날 때까지 이 책의 끝을 다 읽지 못할 수도 있습니다. 하하. 그래서 간단히 예만 들겠습니다.

- 어떤 사람이 시속 30km로 뛰어갑니다. 그 사람 옆을 시속 100km의 당신 차가 지나갑니다. 차 안에 탄 당신 눈에는 그 사람이 시속 70km의 속도로 뒤로 뛰는 것처럼 보입니다.

이런 예가 일반인이 상대성 원리를 이해하는 수준입니다. 그러나 아인슈타인의 상대성 이론은 이런 단순한 속도 비교 체감 수준이 아닙니다. 빛처럼 빨라지면 시간의 흐름이 어떻게 바뀌는지, 공간이 어떻게 바뀌는지 거창한 주제까지 등장합니다. **<특수 상대성 이론>은 같은 속도로 움직이는 것**들끼리, **<일반 상대성 이론>은 가속도를 포함하여 움직이는 것**들끼리... 어쩌고저쩌고 하면 당신의 머리도 어찔어찔하며 상대적으로 침대에 드러눕고 말 겁니다.

쉽게 말해, 상대성 이론은 한 가지에 관한 이야기입니다.

"물질의 움직임, 그리고 시공간도 움직인다."

즉 '모든 것의 운동성'입니다.

오행도 그러합니다. 우주를 이루는 <5원소> 이론이 아니라, **<우주의 운동성 5단계>**입니다. 다시 말해 <모든 것의 운동성>에 대한 이론입니다.

> 오행 = 출발 - 가속 - 전환점 - 감속 - 정지

물질이 운동할 때 생기는 에너지 변화를 오행 이론은 이렇게 나눴습니다. 그리고 출발을 '출발'이라고 하지 않고 그 상징으로 **나무 목(木)**을 삼았습니다.

가속은 **화(火)**, 전환점은 **토(土)**, 감속은 **금(金)**, 정지는 **수(水)**를 상징으로 삼았습니다.

모든 것의 운동성이라고 했으니 바로 응용해보겠습니다. 당신이 집에서 나와 차를 몹니다.

– 엑셀을 밟는 순간, 차가 움직입니다. **목(木)**

– 차의 속도가 빨라집니다. 가속. **화(火)**

– 전환점 (이때 같은 속도를 유지하는 것도 포함). 속도 변화 없음. 또는 전환. **토(土)**

– 차의 속도가 느려집니다. 감속. **금(金)**

– 정지 **수(水)**

이렇게 큰 움직임 변화의 흐름을 가집니다.

"어? 선생님. 저대로 단순하게 운전하는 사람이 어디 있습니까? 중간에 엑셀 밟았다가 브레이크 밟았다가 그렇게 속도를 계속 바꾸다가 신호에 멈추지요. 한 번에 쭉 엑셀만 밟았다가 멈추는 경우는 없다고요."

네. 눈치 빠르시군요. 현실에서는 오행의 큰 흐름 구조 속에 다시 작은 오행의 흐름이 있는 것이 더 흔합니다. 속도를 중간에 가속하면 화(火), 그리고 감속하면 금(金). 이렇게 중간 중간에 작은 오행 구조가 끼어듭니다.

이제 머리가 어지간히 돌처럼 딱딱한 분이 아니라면 오행의 기본 개념을 이해할 겁니다.

☑ 1. 오행 중 목(木)

혹시 '보이저 호'를 아십니까?

미국이 태양계 외곽의 목성과 다른 행성을 탐사하기 위해 발사한 우주 탐사선입니다. 보이저 1호, 2호는 1977년에 발사되어 아직도 우주를 향해 항해 중입니다. 보이저 호는 내부에 우리 인간의 존재를 알리는 노래와 그림 등을 디스크에 담아서 외계인이 우리 메시지를 발견해 주기를 바라기도 합니다. 2023년 1월말 기준으로 보이저 1호는 지구로부터 약 238억km, 보이저 2호는 약 199억km 떨어진 공간을 날고 있습니다. 238억km라니 정말 먼 거리입니다.

이렇게 무한히 우주선이 날아갈 수 있는 것은 동력이 무한하기 때문이 아닙니다.

"선생님. 이유를 압니다. 관성이요! 관성!"

바로 관성의 법칙 때문입니다.

원래 모든 움직임은 다른 방해가 없으면 그대로 유지되는 것이 우주의 법칙입니다.

관성의 법칙이 있는데도 물질의 움직임이 변하는 것은 에너지 변화가 생겨야 가능합니다.

그건 주위 환경에 있는 다른 힘이 개입하거나, 내부 에너지 자체가 변화가 생겼다는 뜻이기도 합니다.

우리가 축구공을 굴리면 조금 구르다가 멈춥니다.

어라? 관성이 없네?

그게 아니라는 것은 초등학생도 압니다. 마찰력. 그리고 공기의 저항 등등.

주위 환경의 다른 힘이 개입한 것입니다.

그러나 스스로 움직이는 생물에게서 움직임의 변화는 내부 에너지의 변화가 더 크게 작용합니다.

생물이 가만히 있다가, 한쪽으로 움직이기 시작합니다.

최초로 움직이기 시작할 때는 자극에 반응하든, 무심코 그러든, 마음에서 어떤 변화가 생겨서 일어납니다. 이것을 인간의 감정으로 말하면 <결단>입니다.

'움직이자.'

그래서 오행 중 출발의 목(木)은 '결단'이라는 정신계의 에너지와 기운을 상징합니다.

이 결단이 생존에 정말 중요하기 때문에 감정의 강력한 추진력으로 진화해 왔습니다.

예를 들겠습니다.

당신이 우주선을 타고 우주 항해를 하다가 우주선에 고장이 생겨서, 1인용 탈출 캡슐로 모르는 행성에 불시착을 했습니다. 다행스럽게 공기가 지구와 비슷해서 우주복을 벗고 숨을 쉽니다. 이 행성은 생명이 있어서 나무숲도 있습니다. 당신은 먹을 것을 구하러 행성의 숲을 조심스럽게 걷습니다.

나무 사이로 부스럭 소리가 나더니 당신의 바로 코앞에 귀여운 사슴 같은 외계 생물이 머리를 내밉니다. 당신은 어떻게 행동할까요?

1. 가만히 있는다. 2. 웃으며 조심히 손을 내민다. 3. 도망간다.

귀여운 외모지만 이 행성의 사슴이 어떤 생물인지 당신은 **지식도 경험도 없습니다.** 그럴 때 **결정하는 것이 무의식적인 당신의 감정**입니다.

이 짧은 순간의 선택이 당신의 생존이 달라질 수도 있습니다. 경험은 없지만 그 순간에 당신의 감정 중 두려움이 앞섰다면 3번일 것이고, 호기심이나 호감이 앞선다면 2번을 선택할 겁니다. 그리고 그 감정 다음으로는 **'결단'**이라는 무의식적인 감정이 당신의 인체 근육을 움직일 겁니다.

만약 귀여운 사슴이 모습만 귀여울 경우?

영화 '에이리언'의 괴물처럼 입에서 산성의 용액이 뿜어져 나와 당신의 눈을 녹일 지도 모릅니다. 그리고 강력한 이빨로 당신의 목덜미를 꽉 물 수도 있습니다. 이때 당신의 선택이 '도망간다.'였으면 살 수 있지만, '웃으며 손을 내민다.'였으면 자살의 스텝을 밟은 겁니다.

만약 귀여운 사슴이 실제로도 온순한 경우?

이 행성에서 살아남아야 하는 당신에게 귀중한 식량이 될 수도 있습니다. 이때 당신이 '도망간다.'나 '가만히 있는다.'의 경우 갑자기 달아나는 사슴을 다시는 못 만나고 굶어죽어야 할지도 모릅니다.

이렇듯, 생존과 직결되는 결단이라는 감정은 **갑작스럽고 또한 강력하게 튀는 움직임**을 나타냅니다. (그렇게 되어야, 선택의 순간에 우유부단하게 가만히 있다가 죽는 경우가 줄어들 테니까요. 실제로 동물의 세계에서는 적이 나타나면 공포심에 놀라 온 몸이 꼼짝도 못하는 경우도 많습니다. 이런 상황에서 재빨리 빠져 나가려고 하면 우유부단하면 안 됩니다. 그러니 옆쪽이든 뒤쪽이든 한 방향을 무조건 선택해서 강력하게 튀는 결단이라는 스위치가 필요합니다.)

목의 성격은 **<충동적>**이기도 하고 매우 **<즉흥적>**이기도 합니다. (적으로부터 도망가는 방향을 어느 쪽으로 선택하느냐에 따라 목숨이 왔다 갔다 합니다. 그러나 계산할 여유가 없고 즉흥적으로 선택해서 튀어야 합니다. 숲이냐 초원 방향이냐? 초식 동물은 생각할 겨를도 없이 결단해야 합니다. 치타 같은 빠른 동물을 피해 선택하는 시간은 그야말로 찰나여야 하기 때문입니다.)

그리고 순간적으로 튀는 힘이 얼마나 강한지 **<스스로 제어하기가 힘든 감정>**이기도 합니다.

인간에게는 희로애락의 감정 중에 이런 감정은 뭐가 있을까요?
바로 '분노'와 매우 흡사합니다.
분노의 감정은 자동차를 운전하는 사람에게서 가장 쉽게 발견할 수 있습니다. 특별히 그렇게 분노할 상황이 아닌데도 경적을 미친 듯이 울립니다. 창문을 열고 "야~이~. 개새끼야~! 시바!"라며 쉴 새 없이 욕을 퍼붓기도 합니다. 어떤 사람은 보복 운전으로 상대의 목숨을 위협하기도 합니다. 대체 왜 이럴까요?

분노라는 감정이 <충동적>이고 <즉흥적>이며 <순간적으로 제어하기 힘든 발산력>을 지니고 있기 때문입니다. 흔히 순간적으로 욱하면 눈이 뒤집어지며 아무 것도 보이지 않는다고 합니다.

순간의 충동 에너지가 얼마나 강력하면, 별 것 아닌 걸로 이성을 잃고 살인을 저지르기도 합니다. 이건 분노 조절 장애를 편드는 의견이 아닙니다.

다만 분노의 속성이 원래 그런 형태라는 것을 강조하는 겁니다.

목(木)은 응축된 에너지의 폭발 순간. 그 패턴입니다.

폭발이 팡하고 시작되면 스스로 취소할 수도 없습니다.

오행 중 '출발'의 속성만 유일하게 생명체인 나무를 상징으로 삼았습니다. (나머지는 불, 흙, 쇠, 물 모두 생물이 아닙니다.) 왜 그랬을까요?

크게 두 가지 이유가 있습니다.

첫째로 이것 때문입니다. → <폭발이 팡하고 시작되면 스스로 취소할 수도 없습니다.>

물질계에서 생명이 탄생한 뒤, 생명력은 스스로 생기며 그 드러남은 취소할 수도 없습니다.

즉 생명력 자체는 어떤 스위치와 같습니다. 만물에 조건이 맞아서 생명력이 생기려고 할 때 마치 응축된 에너지가 발산하듯 드러납니다.

그래서 조건이 맞으면 그에 맞는 생명의 움직임이 자연스럽게 드러납니다.

봄이 되면 새싹이 땅을 뚫고 돋아나고 봄꽃이 만발하는 것이 이런 모양입니다.

이런 생명체의 상징으로 가장 기초적이며, 지구를 덮고 있는 생물인 나무를 선택했습니다.

두 번째로 나무의 <탄성>입니다. 이것이 자연계에서 쉽게 볼 수 있는 목(木)의 속성입니다.

원시 시대 이후로 인간은 무기로 나무 활을 만들었습니다. 탄력 있는 나무 가지를 휘어서 줄을 묶으면 활이 됩니다. 그리고 줄을 당겨 활이 발사할 때는 나무의 탄력이 다시 본래 모양으로 돌아가면서 화살이 멀리 날아갑니다.

나무가 휘어서 활이 발사되기 직전에 에너지가 폭발하려는 상태. 그러다 손을 놓아서 활이 팍 날기 시작하는 순간이 바로 출발의 패턴과 일치하기 때문에 목(木)을 상징으로 삼았습니다.

목의 감정 에너지는 분노라고 했습니다. 그리고 인체의 오장육부 중에 목(木)의 속성을 지닌 장기가 있습니다. 그건 바로 간(肝)입니다.

왜냐하면 근육이나 우리 인체에서 움직임이 있으려면 에너지가 소모됩니다. 그 에너지 대사의 출발점이 바로 간이기 때문입니다.

여기에서 제가 더 자세한 설명을 하면 당신은 아마 책을 덮을 겁니다. 그러니 그냥 간이 우리 인체의 에너지 대사에서 핵심 작용을 하는 장기라고만 기억하시면 됩니다. 그래도 궁금하신 분은 인터넷에 '포도당'이나 '글리코겐'이라는 단어를 검색해보면 이유를 알게 될 겁니다.

한의학에서는 <간>의 보조 역할을 하는 장기가 있는데 바로 <쓸개>입니다. 쓸개는 평소 간에서 분비되는 담즙을 모아 저장합니다. 그래서 쓸개는 간과 기운을 공유합니다.

그런데 동양에서는 쓸개는 용기를 상징합니다. 정지된 신체, 움츠러드는 상황에서 출발을 하는 강력한 에너지는 용기와 유사하기 때문입니다. 그래서 예로부터 용기가 있는 사람을 대담(大膽)하다. '담력'(膽力)이 있다는 형태로 표현해 왔습니다.

분노와 용기. 우리가 받아들일 때 감정의 종류는 다르지만, 팍하고 튀어나간다는 형태는 같은 유형의 감정 에너지입니다.

같은 목의 에너지 패턴은 서로 공명합니다. 그래서 분노의 감정은 간과 쓸개의 기운에 영향을 주고받으며 공명합니다.

자. 이제 당신은 한의학에서 분노의 감정은 간, 쓸개와 연결된다고 하는

이론을 이해할 수 있을 겁니다.

한의학에서는 **지나친 분노나 자주 화를 내면 간을 상한다**는 이론이 있습니다. 실제로 화를 자주 내면, 몸에서 독소로 작용하는 호르몬이 분비됩니다. 그리고 그 독소를 간이 다 풀어야 하기 때문에 간이 피로해집니다.

그리고 인체의 경락에는 오장 육부 중 간 에너지와 공명하는 경락이 있습니다. 쓸개 에너지와 공명하는 경락도 있습니다.

실제로도 자주 화를 내면, 간과 쓸개의 경락이 지나가는 자리에 경직이 많이 생깁니다. 이 원리를 이용해서 우리는 인체의 병적인 상태를 되돌릴 수도 있습니다.

⊙ 2. 오행 중 화(火)

'가속'이 '화'라고 했습니다.

실제 의미는 **끊임없는 추진력**이라는 의미입니다. 또한 **계속되는 확장**도 같은 유형입니다, 가속이 되려면 끊임없이 추진력을 쏟아야 되니까요.

자연계에서 이런 성질이 딱 맞는 것이 불입니다.

불은 한번 일어나면 저절로는 절대 꺼지지 않습니다. 확장력과 추진력은 삽시간에 주위를 불바다로 만들면서 번집니다. 그리고 태울 수 있는 것이 다 없어져야만 꺼집니다.

이것이 운동성 **화(火)의 의미입니다.**

인간의 감정 중에 '흥분'이 여기에 속합니다.
동물들이 온 몸에 힘을 짜내어서 생존 전투를 할 때의 반응이기도 합니다.

"상대를 죽여야 한다!"

"살아남아야 한다!"

멈추면 끝입니다.

먹이를 쫓는 입장이면 굶어 죽을 수도 있고, 쫓기는 입장이면 잡아먹힙니다.

"에? 먹이를 쫓는 입장이면 다음 다른 사냥에 성공하면 되니까 죽지는 않죠."

그러나 이번 사냥을 실패하면 힘이 더 빠져서 다음 사냥에는 힘없이 사냥해야 하기 때문에 점점 성공률이 떨어집니다. 그러니 야생의 세계에서는 사냥하는 입장에서도 목숨을 건 사투이긴 마찬가지입니다.

그래서 **멈추지 않는 추진력**. 운동성 화(火)의 에너지 패턴을 보여야만 할 때입니다.

그것이 더 전문적인 용어로 말하면 'fight or flight 반응'입니다.

파이트 플라이트(fight or flight) 반응.

<투쟁 도피 반응>이라고 불리는 이것은 흥분으로 신체에 교감 신경을 자극... ...

"어? 선생님 교감은 좋은 거잖아요? 우리는 서로 교감하고 살아야죠?"

'교감 신경'은 의학적인 용어인데, 쉽게 말해 **<흥분 신경>**이라고 이해하시면 됩니다.

동물이나 사람이나 투쟁이나 도피해야 할 때에는 흥분의 감정이 온 몸을 지배합니다.

그 에너지로 온 몸이 망가질 지라도 지금은 뛰도록 싸우도록 불타오르도록 만듭니다.

그래서 나중에 그 반응이 끝났을 때에는 과도한 에너지의 후유증이 그대로 신체에 남게 됩니다.

이 모든 것이 마치 불의 특성과 흡사하지 않습니까?

그런데 이런 전투 상황의 흥분은 현대인에게서는 자주 일어나지 않습니다. 만약 당신이 이종격투기 선수이거나 길에서 자주 다른 이와 싸우는 사람이라면 몰라도.

그래서 다른 곳에서 이런 흥분이 일어납니다. 이를테면...

"저는 맛있는 음식을 보면 흥분하는데요. 마치 미칠 것 같아요." - 아까 300kg의 비만 독자.

이 사람처럼 맛있는 음식을 앞두고 내면에는 유사한 반응이 일어납니다. 조금만 먹어야지. 이렇게 생각하는 이성을 끊임없이 위협하는 가벼운 흥분입니다.

흥분은 밤의 성생활에서도 마찬가지입니다. 이성을 가진 사람도 이 흥분 때문에 인생이 꼬이는 경우가 흔합니다. 그건 흥분이 운동성 火(화)의 성격을 가지기 때문에 생물이 쉽게 자제하지 못 하는 겁니다.

동물의 경우에도 잘 훈련된 동물이 사육사를 무는 경우는 흥분했기 때문입니다. 평소 애정을 지닌 대상이지만 그 순간에는 주체가 되질 않습니다.

"선생님. 아까 말한 목의 에너지 분노와 흥분은 비슷한 것 아닌가요?"

아주 예리한 지적입니다.

목의 에너지 패턴은 순간적으로 치고 나가는 출발이라고 했습니다. 그러니 분노가 팍 폭발하고 나면, 이제 끝나야 하지 않을까요?

그런데 상황이 조금 진정되었는데도 화를 가라앉히지 못하는 사람은 분노와 흥분이 결합하여 분노가 멈추지 않는 형태로 변형되어서 그러합니다.

분노가 순간적으로 폭발하는 에너지라면, 흥분은 상황이 끝날 때까지 지속적으로 버텨야 하는 에너지입니다.

그런데 지금까지 말한 이런 흥분과는 조금 다른 흥분이 있습니다.

다른 흥분? 이게 뭘까요?

바로 기쁨입니다.

"엇? 선생님. 기쁨은 몸에 좋은 거 아닌가요? 그리고 기쁨은 몸을 편안하게 해 준다고 하던데요?"

맞습니다. 그래서 조금 다른 흥분이라고 한 겁니다.

그러나 본질적으로 기쁨은 흥분입니다.

흥분이라는 것은 아까 말했듯이 교감 신경(=흥분 신경)을 건드려서 신경이 곤두서고 가슴이 벌렁벌렁 뛰는 것이 그 본질입니다.

그렇다면 기쁠 때 몸과 마음이 편안해지는 것은 또 뭘까요? 조금 있다가 그 본질을 들여다보겠습니다.

우선 인체 이야기부터 먼저 하겠습니다.

화(火)의 속성은 인체에 어떻게 적용이 될까요?

심장.

인체에서 오장육부 중 심장이 화(火)의 패턴을 지닙니다.

1분 1초도 쉬지 않고 움직이는 A씨의 심장이 어느 날 생각합니다.

"와. 정말 빡세네. 내가 그래도 우린 인체 장기들 중에 제일 열심히 일하잖아? 50년간 논스톱으로 일했는데. 그래. 이만큼 했으니 오늘은 10분만 쉬자."

네. 심장이 이렇게 생각하는 순간, 오늘이 A씨의 제삿날이 됩니다.

이처럼 심장이 휴식을 하면 당신의 목숨도 멈추는 것이기 때문에 심장은 절대로 쉴 수 없습니다. 끊임없는 추진력. 이런 패턴은 너무나 화의 속성과 일치합니다.

가속. 동물이 살아남기 위해서 벌이는 싸움이든 도망이든 심장이 최대한 빨리 혈액을 공급해야만 합니다. 그래야 근육들이 움직이고 힘과 스피드를 최대로 유지할 수 있으며 가속이 가능합니다.

이제 기쁨에 대해서 보겠습니다.

본질적으로 기쁨은 흥분이라고 했습니다.

어쩌다가 우스운 상황에 웃음이 터질 경우, 계속되는 웃음에 배가 아파도 멈추질 않습니다. 끊임없는 추진력처럼. 어느 정도 감정이 가라앉을 때까지는 흥분은 계속해서 쉽게 웃을 수 있는 상태로 만듭니다. 그래서 옆에서 또 한 마디 추가하면 또 배를 잡고 구릅니다.

기쁨이 극도로 강해지면 순간적으로 죽게도 만듭니다. 복권이 당첨되는 순간, 응원하는 팀이 이기는 순간, 그걸 보고 사람이 흥분해서 죽었다는 기사를 보신 적이 있을 겁니다.

심장이 반응하기 때문입니다.

나쁜 일로 흥분하든, 좋은 일로 흥분하든 그것들은 당신의 가슴이 뛰도록 만듭니다.

두근 두근.

의학 전문가가 아닌 당신이 몸에 화(火)에너지가 활성화되는 걸 확인하는 법은 너무나 쉽습니다. 그건 바로 평소보다 가슴이 더 두근거리면 화 에너지가 활성화된 겁니다.

한의학에서는 지나친 기쁨은 심장을 상한다는 이론이 있는데 이제 이해가 가실 겁니다. 지나친 기쁨은 심장마비를 부르니까요.

그러나!

기쁨은 몸을 편안하게 만들어서 건강에 좋은 감정이라는 것을 아마 당신은 귀가 닳도록 들었을 겁니다.

그렇다면 이건 왜 그럴까요?

기쁨은 처음에는 흥분으로 시작하지만 조금 뒤 그 에너지의 가속이 떨어지는 즉시, 반대 에너지로 전환이 됩니다. 의학 용어로 처음에는 교감 신경(흥분 신경)을 자극하다가 어느 순간, 완전히 반대가 되는 부교감 신경(이완 신경)으로 바뀌는 겁니다.

마음이 편안해지면서 행동도 느려지고 먹고 싶고, 눕고 싶고, 자고 싶고.... 이러한 상태로 바뀌는 것이 기쁨 에너지의 본질입니다.

그래서 기쁨 에너지는 흥분과 이완의 양면성을 지닌 감정입니다.

아마 당신이 현대 의학의 자율 신경 검사라는 것을 받는다면 이런 말을 들을 것입니다.

"당신은 교감 신경이 너무 항진되어서.... 건강에 안 좋고...."

이 무렵 당신의 직장 상사는 다른 병원에서 이런 말을 듣고 있을 수도 있습니다.

"당신의 부교감 신경이 너무 항진되어서... 건강에 안 좋고..."

일을 빡세게 하는 사람은 대부분 교감 신경이 너무 과열되어 있으며, 일을 안 하고 빈둥거리는 사람은 대부분 부교감 신경이 항진되어 있습니다. 이 말은 당신이 빡세게 일하며 힘들어 하는 동안, 당신 상사는 빈둥거리는 바람에 건강이 안 좋아지는 이상한 현상이... 하하.

어쨌든 요점은 교감 신경이 올라가든 부교감 신경이 올라가든, 불균형은 좋지 않다는 겁니다.

두 개가 적절히 균형을 이루고 있어야 건강한 몸이 되기 때문입니다.

그렇다면 기쁨이 얼마나 당신에게 소중한 감정 에너지인지 이제 느껴지실 겁니다.

교감과 부교감. 두 개의 양면성을 모두 지닌 감정이니까요.

<신이 내린 감정 에너지 - 웃음>

만약 당신이 이 책을 읽는 목적이, 본인이나 지인이 암으로 투병하고 있어서라면 신이 내린 보물을 발견했습니다.

그건 웃음입니다. 이것은 암 환자가 기적적으로 낫는 원리 중에도 가장 강력한 방법 중에 하나이며, 당신이 평소에 늘 건강하게 도와주는 매우 소중한 도구이기도 합니다. 그리고 젊게 오래 살도록 도와주는 필수 코스이기도 합니다.

1번째 생명력 시스템의 스위치를 누르는 시작점이 웃음입니다.

"어? 선생님. 뭐 교감, 부교감 양면성을 지녔다고 해서 그게 대단한가요?"

네. 일단 경락에 대해 더 읽으면 알게 되겠지만 경락의 균형을 자동적으로 맞추는 간편 방법은 웃음 말고는 아마 없을 겁니다.

당신이 의료인이나 경락 전문가가 아니기 때문에 경락을 정확히 균형 잡는 것은 매우 난이도가 높은 작업입니다.

그러나 당신은 고민할 필요 없이 웃기만 하면, 흥분 - 이완의 두 개의 에너지를 가진 웃음이라는 에너지가 경락의 상당 부분의 균형을 잡으니 얼마나 좋습니까?

그리고 웃음의 위력은 이것은 시작일 뿐입니다.

가장 강력한 위력은 면역력의 활성화입니다.

서양의학의 아버지라고 불리는 히포크라테스가 이렇게 말했습니다.

"면역은 최고의 의사이자 최고의 치료법이다."

사실 암을 비롯해서 코로나 같은 전염병이나 인체의 대부분의 질병은 면역력과 관계가 있다는 것은 당신도 잘 알 겁니다. 그렇지만 그걸 알더라도, 당신은 당신의 의지대로 면역력을 높였다가 낮췄다가 이렇게 조절할 수 없습니다.

"뭐지? 약간 몸이 오슬오슬하네. 감기가 올 것 같아. 자. 내 몸이여. 면역력이 필요할 때다. 면역력아. 솟아라!"

이렇게 외친들 아마 초능력자가 아니라면 몸에는 아무런 변화도 없을 겁니다.

그러나 거창하게 초능력 그 딴 것까지는 필요 없습니다. 당신은 방 안에 들어가 혼자서 잠시 미친 듯이 웃기만 하면 그렇게 될 것이기 때문입니다.

많이 크게 웃으면 웃을수록 당신의 백혈구나 면역 글로불린, 면역 전달 물질인 인터루킨, NK세포 등등 다양한 면역력이 올라갈 것입니다. 이중에서도 주목해야 하는 것은 NK세포입니다.

암을 예로 들면 항암제는 이렇게 발전해 왔습니다.

* 1세대 항암제 (화학항암제) - 화학 약품으로 성장 잘 하는 세포는 무차별 공격.

* 2세대 항암제 (표적항암제) - 암세포를 표적으로 하여 암세포만 골라 공격.

* 3세대 항암제 (면역항암제) - 환자의 면역체계를 활용하여 암을 치료

암은 성장을 잘 합니다. 그래서 **1세대 화학 항암제**는 성장을 잘 하는 세포를 죽이는 약이 주를 이뤘습니다. 그런데 암만 성장하는 것이 아니라 정상 세포도 성장을 잘하는 것들이 있습니다. 이처럼 화학 항암제는 암만 죽이는 것이 아니라 정상 세포도 무차별 죽이기 때문에 환자가 못 견디고 같이 죽어가는 치료법이었습니다. 그래서 암만 좀 더 잘 죽이는 약품을 개발한 것이 **2세대 항암제**입니다. 암과 연관되는 표적을 잡아서 그것을 집중 공략하는 항암제입니다. 이것도 부작용이 문제이며 치료에 한계가 있었습니다. 그래서 현재에는 면역력을 이용해서 암을 죽이는 것이 더 새롭고 강력한 항암제가 되었습니다.

그리고...

NK세포.

2023년 기준으로, 세계의 바이오 업계는 세계 최초 NK세포 치료제 개발에 뛰어들고 있습니다. 당신이 눈 뜬 장님이 아니라면, 뉴스 귀퉁이 어딘가에서 한번쯤은 들어보셨을 겁니다.

NK세포는 직접 암 세포를 찾아 파괴하는 면역세포로 '꿈의 항암제'로 불립니다. T세포 같은 다른 면역 세포도 암과 바이러스를 발견하면 공격을 합니다. 그러나 항원-항체 반응 때문에 움직임이 매우 제한적인데 비해서

NK세포는 항원-항체 반응이 없고 곧바로 직접 혼자 힘으로 나쁜 세포를 공격하기 때문에 면역세포 중에서도 가장 살상력이 뛰어납니다.

또한 다른 항암제를 NK세포와 함께 투여하는 경우, 다른 세포치료제나 면역항암제에 비해 안전성도 훨씬 우수합니다.

그래서 NK세포를 <꿈의 항암제>라고 부르는 겁니다.

NK세포는 원래 혈액에 소량으로만 존재합니다. 인체에 암이 본격적으로 생기기 전에는 적은 숫자로도 암을 없애서 예방하지만, 암이 발병해서 암세포가 기하급수적으로 늘면 NK세포의 세력이 부족해집니다.

그래서 치료제로 쓰려고 하면 분리 배양에 난점이 있었는데 최근에 NK세포 대량 증식 기술이 개발되면서 NK 항암치료제 개발의 열풍이 불고 있는 겁니다.

그런데 이런 신기술 항암제가 아니더라도 인체에 NK세포의 활성도를 높이는 비법이 있으니 바로 웃음이라는 겁니다.

당신은 하루에 몇 번 정도 웃는 지 아십니까?

사람 따라 차이가 많지만 어떤 연구에 의하면, 건강한 아이는 하루에 400번 정도 웃고, 성인은 하루에 고작 7번 정도 웃는다고 합니다.

"어? 7번요? 그 사람은 허파에 바람이 들었나요? 저는 하루에 1번도 웃기 힘든데요?"

어쩌면 이런 분도 계실 겁니다.

출근해서 정신없이 일하다 보면 당신이 얼마나 웃었는지 기억이 안 날 정도일 겁니다. 만약 당신이 1번 웃었다면, 이날 당신의 상사가 대신 13번을 더 웃었기 때문에 우리 성인 평균이 7번이 아닐까요? 하하.

그러나 당신이 당신 상사보다 오래 살고 싶다면?

"돈을 많이 벌어야죠! 저는 코인 대박 내서 얼른 퇴사해서 놀 겁니다."

"빨리 승진해서 욕하면서 부려... 어? 그럼 상사도 승진하겠죠?"

"사표내고 저는 웹툰 작가 될 겁니다."

이렇게 여러 의견이 있겠지만, 정답은 상사보다 더 웃는 겁니다.

예를 들어 나쁜 사람이 오래 산다는 말이 있습니다. 진짜 그렇다면 왜 그럴까요?

그건 당신이 그 사람 욕하는 동안에도, 그 사람은 웃고 있기 때문일 겁니다. 나쁜 사람은 남한테 해를 끼치고도 좋아서 웃거든요. 그러니 당신이 나쁜 사람 욕할 시간에 차라리 더 웃으세요.

"상황이 웃을 일이 없습니다. 지쳐서 안 쓰러지는 것만 해도 용한데..."

이렇게 반론하는 사람도 이것 하나만 아세요.

웃을 일이 없어도 억지로 웃으세요.

가짜 웃음도 그 효과는 진짜와 거의 비슷하기 때문입니다.

"예? 즐겁지도 않고 그냥 웃는 시늉만 하는데도 효과가 비슷하다고요?"

아마 믿기 힘들 겁니다. 웃음은 기쁨이라는 감정을 지녀야 효과가 있을 거라고 생각하기 때문입니다.

하지만 웃음의 동작을 반복하면 뇌는 진짜로 웃는 걸로 인식해서 몸의 에너지가 그렇게 반응을 합니다. 또 경락 에너지가 그렇게 반응을 합니다.

당신이 억지로 웃는 시늉을 하는데도 몸은 진짜로 즐거워서 웃는 것과 거의 흡사한 효과를 누리게 되는 겁니다.

당신이 건강한 사람이라면 억지로 5분만 웃어도 몸의 면역력은 충분히 올라가고 각종 신체 수치가 호전됩니다. 크게 15초만 박장대소해도 최하 200만원 어치의 엔돌핀, 도파민, 세로토닌 등 21가지의 호르몬이 나온다고 합니다. 15초에 200만원. 괜찮지 않습니까?

만약 암 환자라면 목숨을 걸고 웃어야 합니다. 한번 웃으면 최소 1시간 이상. 그야말로 미친 듯이 목숨 걸고 웃으세요. 어떤 암 환자는 1시간 웃고 검사해본 결과 NK세포 활성도가 60%이상 증가했다고 합니다.

실제로 웃음으로 간암을 2번이나 고친 사례도 있고, 각종 난치병이 나은 사례도 있습니다. 그리고 중요한 것은 거짓으로 웃다보면 진짜로 즐거워집니다.

게다가 웃음은 운동 효과도 좋습니다.

일반적으로 조깅은 3분에 약 8kcal, 달리기는 3분에 17kcal가 소모된다고 합니다. 웃음을 3분 동안 크게 웃으면 약 11kcal를 소모되니 거의 조깅보다 더 많습니다.

살도 빼고 건강해지고 그리고 영혼까지 정화되는 것이 바로 웃음이라는 감정입니다.

가장 중요한 것은 감정 에너지로 인한 망가짐은 감정 에너지로 고치는 것이 가장 좋다는 것입니다.

분노, 흥분, 스트레스 등 각종 감정 에너지가 인체에 병을 만들었는데 물질 치료제로 치료하는 것도 한 방법입니다. 하지만 그 근원을 쫓아가보면 정신적 에너지의 흔적은 영원히 남습니다. 그러니 감정 에너지로 인한 질병은 감정 에너지로 치유하는 것이 꼭 필요합니다.

경락의 질병 역시 감각 에너지, 감정 에너지가 작용하는데 이 웃음의 에너지가 주는 치료 효과는 매우 큽니다.

웃음 치료 방법은 저는 좀 특별한 방법을 사용하고 있지만 그런 방법 아니더라도 단순하게 크게 웃기만 해도 좋습니다. 매일 하루 웃음 5분으로 장수의 첫 걸음을 걸으세요.

*** 웃음의 팁**

요령의 모두를 적으려면 내용이 너무 길어져 중요한 요점 두 가지만 남깁니다.

1. 웃음이지 미소가 아닙니다. 물론 미소도 효과가 있지만 웃음에 비해 효력이 약합니다. 즉 소리를 내어 웃어야 합니다. 그것도 배가 당길 정도로 크게 웃으세요.

2. 당신이 "하하하." 웃는다면 한번 "하."하고 내쉬는 소리가 1초가 걸리게 해 보세요. 이건 잘못된 빠르기의 감을 잡는 겁니다. 너무 느린 속도입니다. 사실 한번에 "하."하고 내뿜는 소리의 스피드는 무려 0.07초라고 합니다.

"와! 무슨 제트기인가요? 속도가?"

아마 100분의 1초 단위는 올림픽의 경기에서나 보던 숫자일 겁니다. 웃는 소리가 이게 가능한가 여기기보다 <u>**빠르게 소리가 터지는 것**</u>이 원래 웃음의 에너지라고 기억하세요. 아무튼 당신이 할 수 있는, 최대한 짧게 터져 나오는 소리로 웃으면 됩니다.

인체 오장 육부에서 화(火)는 오장 중 심장이라고 했습니다.

가속, 끊임없는 추진력.

생물의 생존 감정 중 흥분은 도망이든 싸움이든 그 감정 에너지를 인체로 전달합니다. 그리고 그 감정 에너지를 받아서 생물은 싸움에 임합니다. 그런데 싸움은 외부만 있는 것이 아니라 생물의 내부에서도 벌어집니다.

외부의 싸움은 심장이 얼마나 빨리 뛰고 받쳐주느냐가 승패를 결정짓기도 합니다.

그렇다면 내부의 싸움은 어떨까요?

내부에서는 나쁜 세균이나 암, 독소와의 전쟁이 벌어지는데 그걸 면역력이 받쳐줍니다. 그렇다면 오장 육부 중 어느 것이 이 내부 전쟁의 엔진이 될까요?

정답은 **소장**입니다.

"어? 소장은 소화기라서 그냥 음식을 소화시키는 장기 아닌가요? 화(火)는 가속, 흥분이니 거리가 먼 장기 같은데요? 심장은 이해가 가지만..."

아마 많은 분이 소장의 기능으로 소화만 떠올릴 겁니다. 사실 뒤에 나오지만 소화는 통합, 전환이라는 토(土)의 에너지 패턴입니다.

그러니 한의학에서 소장이 화(火)의 에너지 패턴 장부라고 말하면 공감이 되질 않을 겁니다.

그러나 그 본질을 들여다보면 알게 됩니다.

일단 소장은 인체의 장기 중에서 가장 긴 장기입니다. 대략 길이가 5~7m나 됩니다.

7m라고 하면 사람 키의 3~4배는 되는 셈입니다. 그런데 중요한 것은 그

기능이 음식물을 소화시키는 겁니다. 정해진 시간에 음식물을 통과만 시키는 작업만 하더라도 보통 어려운 일이 아닙니다. 끊임없이 음식물을 밀어서 대장까지 보내야만 합니다. 이게 주물럭 주물럭 운동을 해서 음식을 다음 구간으로 보내는 것은 매우 느린 전진 속도에 해당합니다. 그런데다 원시시대라면 음식물 한번 구하기도 쉽지 않으니 한번 음식물을 먹었을 때 영양분을 최대한 뽑아 흡수해야만 합니다.

그러니 소장의 입장에서는 그야말로 사투를 벌이듯 느린 템포로 끊임없이 뽑고 밀고, 뽑고 밀고 이 작업을 치열하게 합니다.

끊임없는 추진력. 마치 외부에서 사냥감을 먹기 위한 동물의 사투처럼, 내부에서 또 다른 사냥이 일어나는 셈입니다. 계속 밀어내는 운동성은 확장의 에너지 패턴입니다. 마치 심장이 혈액을 밀어내는 것과 유사합니다.

그리고 두 번째로 내부의 전투 또한 그러합니다.

아까 내부 전쟁터에서 장기 중에 소장이 면역력의 군대를 지원하고 끊임없이 추진한다고 했습니다.

소화를 시키는 장기가 갑자기 뜬금없이 면역력의 총 사령관이고 엔진이라니 이상하죠?

그 이유는 세균과 제일 많이 만나는 장소이기 때문입니다.

바깥에서 쏟아져 들어오는 음식과 물에 얼마나 많은 세균들이 같이 들어오겠습니까?

인체는 피부라는 외부 방벽을 지니고 있어서 외부 침입을 철저히 막습니다. 그러니 인체로 침입하는 거의 모든 세균은 호흡기와 소화기를 통해서 들어옵니다. 그런데 비율을 보면 호흡기로 들어오는 것은 그나마 감기 정도이고 나머지는 압도적으로 소화기 쪽에 몰려 있습니다.

"에이? 선생님. 설마 음식으로 무슨 세균이 그리 많이 들어올까요? 요즘 위생 검사가 얼마나 엄격한데요? 음식에 균이 많으면 아예 팔지도 못합니다."

많은 분들이 이렇게 생각하실 수도 있습니다. 현대인은 좋은 환경에서 음식을 섭취하니까요. 그러나 옛날 원시인들은 어떨까요? 그리고 시야를 동물 전체로 넓히면 간단히 문제가 보일 겁니다.

당장 밀림을 보세요. 초원의 맹수가 사냥을 하면 고기를 씻어 먹나요? 그냥 흙바닥에 나뒹구는 것을 먹습니다. 쉽게 말해 흙 묻은 음식, 똥 묻은 음식을 야생에서는 그냥 섭취합니다. 심지어 더운 곳에서는 조금만 시간이 지나도 부패합니다. 이렇게 썩어가는 고기도 야생에서는 섭취하는 경우가 많습니다. 굶어죽는 것보다 부패한 고기를 먹어서 아픈 것이 그나마 나으니까요. 그리고 부패한 음식 안에는 세균이 기하급수적으로 늘고 있습니다.

동물 세계에는 현대인처럼 위생 개념이란 사치에 불과합니다. 굶어죽기 싫으면 더러운 음식, 오염된 음식도 먹을 수밖에 없습니다.

그러니 음식에 얼마나 많은 세균이 섞여서 들어오겠습니까? 당신은 식사 전에 손 씻는 위생 관념을 잘 아실 겁니다. 일상 생활하는 가운데에 손에 균이 많이 묻으므로, 질병에 걸리지 않으면 손 씻고 식사 하는 것을 어릴 때부터 상식으로 배웠을 겁니다.

이렇게 음식을 통해서 대장균은 기본이고 엄청난 세균들이 들어오기 마련입니다. 그러니 야생 동물에게 음식을 통해 질병이 걸리는 것을 방지하는 기능이 진화할 수밖에 없었습니다.

인체의 세균 침입 경로는 대부분 음식을 통한 것이고 제일 접점이 긴 곳이 소장입니다. 무려 7m나 되니까요.

그래서 우리 몸의 면역력을 좌우하는 **<면역세포의 무려 60% 이상이 소장에 존재>**합니다.

그러므로 장의 건강은 바로 면역과 직결되며, 연구에 의하면 인체 내의 면역을 담당하는 기관이 소장의 점막인 것으로 알려지고 있습니다.

내부 전쟁의 가장 큰 전쟁터. 적과 싸움도 하고 사냥감을 흡수하니 먹느냐 먹히느냐 둘 다 수행하는 장기입니다. 심장은 외부 전쟁의 엔진, 소장은 내부 전쟁의 엔진. 딱 서로 짝이 맞습니다.

혹시 당신은 소장암이라고 들은 적이 있습니까? 아마 없을 겁니다.

신기하게도 소장은 암이 거의 생기지 않는 장기입니다. 소장암은 암 환자 10만명 중 0.4명 정도로 극히 드문 암의 하나입니다.

마찬가지로 심장암이라고 들은 적은 있습니까?

심장암도 아마 없을 겁니다. 심장암 역시 암 환자 약 20만 명 중 단 10명에 불과할 정도로 매우 드문 암입니다.

인체의 오장육부 중에 유독 소장과 심장만이 암이 거의 없는 것은 끊임없는 추진력, 가속 등이 불태우기 때문에 암이 발생하기가 힘듭니다. 다시 말해 끊임없이 움직이는 곳에는 암이 잘 발생하지 않는다는 겁니다. 바꿔 말해 당신도 끊임없이 움직이면 암 예방에 도움이 됩니다.

아무튼 흥분과 기쁨 에너지 덩어리, 화(火)의 에너지였습니다.

☑ 3. 오행 중 토(土)

운동 에너지 중 **토**(土)는 **'전환'**이라고 했습니다.

이것은 **정체**. 한 곳에 **뭉침**. **통합** 모두 같은 에너지 패턴입니다.

운동성에서 속도가 빨라지다가 느려지는 그 전환점을 **토**(土)라고 한다 했습니다.

그런데 이는 꼭 속도만 말하는 것이 아니라 위치 에너지에서도 마찬가지입니다.

만약 당신이 화살을 공중으로 향해 쐈습니다.

48, 49, 50, 49…

공중에서 50m를 고점으로 찍고 다시 내려오면 이 50m 지점에서 일어나는 운동성의 변화가 곧 토의 에너지 패턴입니다. 전세의 역전. 전환점.

그러나 만약 당신이 쏜 것이 화살이 아니라, 종이비행기를 날렸다면?

48, 49, **50, 50, 50, 50, 50**, 49…

공중에서 종이비행기가 고점에서 더 올라가지 못하고 수평 비행을 하다가 떨어질 수가 있습니다. 그러면 이 고점 50m가 전환점이면서, 정체 구간이 되기도 합니다. 더 나아가지 못하고 **머뭇거림. 정체**. 한 곳에 **뭉침. ＋－ (플러스 마이너스) 사이로 왔다갔다함.**

이런 것이 모두 토(土)에너지의 상징입니다.

그래서 삼라만상의 모든 운동성이 나아가다가 정체 구간을 만나거나 전환점이 생기는 것 모두 토(土)라고 봅니다. 또한 이것은 **통합**이기도 합니다. ＋ 가속, －감속의 중간점으로 두 에너지 모두가 섞이는 지점이기 때문입니다.

그런데 자연계에 있는 물질 중 왜 '흙'을 이러한 성질 에너지의 상징으로 삼았을까요?

화의 에너지는 가속이라고 했습니다. 불길이 활활 타오르는 것이 자연에서 그 운동 에너지의 상징입니다.

그러다가 불길이 저절로 꺾이는 순간은, 더 탈 것이 없어서 불길이 바닥을 드러내는 순간입니다. **재만 남은 땅 바닥**. 이것이 흙입니다.

모든 것을 담는 땅바닥. 이걸 한자로 땅 지(地)로 쓰지만 물질로는 흙으로 표현했습니다.

땅은 **지평선**이며 지구에서 **'수직 위치'의 기준**이 되는 것입니다.

그 위로 나무가 뚫고 올라가서 목(木) 에너지 상징이 되고, 나무보다 불길은 더 상승해서 하늘로 치솟으며 화(火) 에너지의 상징이 되며, 그것이 다하면 다시 땅바닥, 토(土) 에너지. 그리고 땅바닥 아래에 압축되어 굳은 쇠, 금(金) 에너지. 그리고 모든 것의 아래로 흘러서 고이는 물. 그것은 땅 깊은 곳까지 고여서 끝없이 깊은 바다를 이루며 수(水) 에너지를 형성합니다.

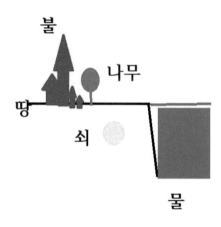

운동성의 위치 에너지로 보는 지구의 물질 상징입니다.

지평선이기 때문에 그 위, 아래로 **오락가락**하는 모든 것의 중심점이며, +와 -가 교차하는 지점이기도 합니다. 지평선의 위로는 나무와 불이 양(陽)에너지를 이루고, 지평선 아래에는 쇠와 물이 음(陰)에너지를 이룹니다.

그리고 지구 자체인 **땅은 모든 것을 담기**에 **통합**을 상징하기도 합니다.

그럼 왜 땅이라고 표현하지 않고 흙이라고 했을까요?

옛날 사람들은 땅은 흙으로 이뤄졌다고 생각했었기 때문에 그 구성 물질로 흙을 삼은 겁니다.

동물이 온 몸에 힘을 짜내어서 생존 전투를 할 때.

"상대를 죽여야 한다!"

"살아남아야 한다!"

멈추면 끝이라고 화의 에너지 패턴에서 말했습니다.

그러나 쫓는 입장에서도 먹이를 잡기 위해 몸을 완전히 다 망가트릴 수는 없습니다. 잘못하면 심장이 버티지 못하고 심장마비로 죽을 수도 있습니다.

과도한 흥분 상태를 언젠가는 멈춰야 합니다.

도망치는 쪽도 마찬가지입니다. 물론 적으로부터 도망칠 도중에 전환점이 생기면 큰일입니다. 하지만 단 1초의 숨 돌릴 겨를이 있어야 추가로 다시 힘내서 도망갈 수 있게 되는 신체 상태라면 필요한 단계입니다.

어떤 영화를 보면 주인공이 사력을 다해 달리다가 좌우 양쪽 통로의 갈림길을 만나서 머뭇거립니다. 한쪽은 탈출구, 한쪽은 막다른 길. 그러나 정보가 없습니다. 선택해야 합니다.

이 때 드는 감정은 **머뭇거림, 갈팡질팡, 생각에 빠짐. 우유부단**.

이런 감정 종류가 모두 **토(土)**의 에너지입니다.

실제로 우리가 살아가면서 자주 겪는 감정입니다.

학생이 시험 치다가 답 1,2,3,4 중에 2번, 4번 같은데 정답을 확신할 수 없을 때, 갈팡질팡 생각에 잠깁니다. 무한정 이 문제에만 매달릴 수는 없지만 그렇다고 그냥 찍기는 아쉽습니다. 우유부단함.

마찬가지로 당신이 쇼핑센터에서 옷을 고르다가, 가구를 고르다가 가장 많이 하는 고민 입니다. 이것이냐 저것이냐?

이런 정도의 고민이면 차라리 낫습니다. 당신이 코인이나 주식을 샀는데 급락합니다. 버티느냐? 손절하느냐? 그 순간의 선택이 어쩌면 평생 당신의 빚이나 부자의 승패를 부를 수도 있습니다. 자고 일어나니 악재가 사라지고 호재가 떴다면 당신은 버티는 걸 자랑스러워할 것이고, 자고 일어나니 거래 정지에 상장폐지 뉴스가 뜬다면 당신은 버틴 손가락을 자르고 싶어 할 것입니다.

다시 햄릿이 고민합니다. "사느냐? 죽느냐? 그것이 문제로다."

<u>고민에 **빠진** 감정</u>은 토의 에너지 중에 가장 강한 감정입니다.

인생은 모든 것이 선택의 기로입니다. 모든 선택은 당신의 망설임을 초래하곤 합니다.

이 <u>**'깊은 생각에 빠짐'**</u>. <u>**'갈팡질팡'**</u>의 감정은 한의학적으로 토의 에너지 장기를 손상시킨다고 합니다.

그렇다면 오장육부 중에 **토(土)**의 장기는 무엇일까요?

바로 소화기입니다.

음식은 외부 물질입니다. 그것을 우리 인체 내부 물질로 **전환**하는 기관이 소화기입니다.

인체의 오장육부 중에 <u>**췌장**</u>이 오장 중에 **토(土)**에 속하며, 육부 중에 **위장**이 **토(土)**에 속합니다.

"어? 저는 한의학 매니아라서 책을 많이 읽었는데요. 잘못 말씀하셨습니다. 한의학에서 토의 장기는 췌장이 아니라 비장입니다."

똑똑한 분은 이렇게 생각할 겁니다. 맞습니다. 전통 한의학에서는 토의 장기로 비장을 꼽습니다. 그러나 실제로 그 기능을 들여다보면 현대 의학에서 말하는 '췌장'을 가리키는 것이며, 용어만 현대 의학의 '비장'과 겹칠 뿐입니다.

혹시 당신은 췌장을 아십니까?

"아이고. 선생님. 무시하십니까? 췌장도 모를까 봐요? 당뇨병은 췌장. 그리고 췌장에 암 생기면 제일 무섭다고..."

"그래서 췌장은 뭐하는 장기인가요?"

"그러니까 당뇨병은 췌장. 췌장에 암은 무서워요."

"췌장의 기능은요?"

"그러니까 당뇨병은 췌장. 췌장은 당뇨병... 음.... 뭐하는 장기일까요? 당뇨병 안 걸리게 하는 장기?"

일반인의 상당수는 췌장이 구체적으로 뭐하는지 설명하라고 시험문제가 나오면 아마 난감해하실 겁니다.

췌장은 뭔가를 분비합니다. 그것이 외분비, 내분비로 나뉩니다.

쉽게 말해 **외분비는 소화액, 내분비는 혈당 조절** 액입니다.

소화액은 음식을 잘게 쪼개는데 기여합니다.

혈당 조절은 혈당을 올리기도 하고, 내리기도 합니다. 혈당을 오락가락하게 만든다고도 볼 수 있습니다. 하하.

(전문적으로 말씀드리면. 췌장의 알파세포에서는 혈당을 높이는 **글루카곤**을 분비하고 베타세포에서는 혈당을 낮추는 **인슐린**을 분비하여 우리 몸의 혈당을 조절합니다. 당뇨병은 이 중에 인슐린 분비 기능이 망가져서 생기는 겁니다.)

위장은 소화를 시키는데, 실제로는 소화 기능 중에 소화흡수보다 주로 반죽을 합니다. 그리고 소화를 시키기에 곤란한 것은 위장에서 다시 뱉어냅니다. 흔히 말하는 오바이트.

술 취했을 때만 생기는 증상이 아니라, 인체에 좋지 않은 음식이 들어오면 위에서부터 거부해서 뱉어내는 증상입니다.

뱉느냐? 마느냐? 소화시키느냐? 마느냐?

고민이란 감정을 가진 장기의 대명사는 위장이란 녀석이었습니다. 췌장은 혈당을 올리느냐? 마느냐? 이걸로 고민하는 녀석이기도 합니다.

어쨌든 생각을 많이 하고 고민을 많이 하면, 위장이나 췌장을 상하게 됩니다.

마음에 정체된 감정들은 대부분 소화기에 영향을 끼칩니다.

⟲ 4. 오행 중 금(金)

운동 에너지 중 금(金)은 **'감속'**이라고 했습니다.

에너지가 내부로 **수렴**하거나 **억제**, **수축**, **이완**은 모두 금(金)의 에너지 패턴입니다.

그럼 왜 자연계에서 쇠를 금(金) 에너지의 상징으로 삼았을까요?

"아이고. 선생님. 독자 무시하십니까?"

"네? 왜요?"

"저도 간단한 한자는 압니다. 한자로 금(金)은 '쇠 금' 아닙니까? 그러니까 당연히 쇠죠."

그렇다면 제 질문이 잘못 되었습니다.

운동성의 감속인데 왜 쇠를 그 에너지의 상징으로 삼았을까요?

"그야 무거우니까요. 쇠는 무거우니까 속도가 떨어지겠죠?"

무거워서 그런 것이 아닙니다.

가속, 감속의 의미도 있지만 운동 에너지가 외부로 확장되는 것이 화 에너지. 내부로 쪼그라드는 것이 금 에너지입니다.

즉 속도가 줄어드는 것이 운동 에너지가 외부로 뻗어 나오지 못하고 내부로 사그라들기 때문이라고 보는 겁니다.

그래서 내부로 수축하는 것은 물질세계에서는 물질이 점점 단단해지는 결과를 가져옵니다.

옛날 사람들이 보기에 제일 단단한 물질이 쇠라서 에너지가 수축되는 상징이 되었습니다.

"선생님. 제일 단단한 것은 쇠가 아니라, 다이아몬드인데요."

맞습니다. 그러나 그건 드문 물질이고 보편적인 물질 중에는 쇠입니다.

석기 시대, 청동기 시대, 철기 시대... 이렇게 철기 시대는 있지만 다이아몬드 시대는 없지 않습니까? 하하.

그런데 아까 금 에너지는 감속되면서 이완을 상징한다고 했는데 단단함을 또 상징한다면 앞뒤가 안 맞지 않을까요? 얼핏 생각해도 이완과 단단함은 반대의 성격 같으니까요. 예를 들어 근육이 이완되는 것과 근육이 단단해지는 것은 완전히 반대의 상태입니다.

그건 운동성이 줄어드는 본질에 따라서 물질이 변화하는 형태가 양쪽 다 가능하기 때문입니다.

일반적으로는 에너지가 줄어들어서 운동성이 떨어지면 이완되는 경향이 있습니다, 근육에 힘이 빠지면서 운동성이 떨어지면 근육은 이완되지 않습니까? 반면에 에너지가 줄어들지 않는데 안으로 수축되어서 운동성이 떨어지면 단단해지는 경향이 있습니다. 근육에 힘을 주는데 근육이 수축되면 단단해집니다.

쉽게 예를 들겠습니다. 축구 선수가 달리다가 갑자기 속도가 느려집니다.

근육에 힘이 다 빠져서 근육에 힘이 안 들어가 그런 경우가 있고, 또는 쥐가 나서 근육이 완전 굳어서 그런 경우가 있습니다.

결국 금(金)에너지의 본질은 운동성이 감소하는 것이며, 단단해짐과 이완은 그 상황에 따라 벌어지는 부가적인 상태에 불과합니다.

이처럼 오행의 관점을 하나로 정해놓고 보면 본질을 놓치는 경우가 있는데 정말 중요한 것은 원래 개념이 무엇인가를 파악하는 겁니다.

동물이 온 몸에 힘을 짜내어서 생존 전투를 할 때.
"상대를 죽여야 한다!"
"살아남아야 한다!"
이렇게 목숨 걸고 온 힘을 짜냈다가 결국 속도가 떨어지는 순간이 옵니다.
힘이 떨어져서 속도가 떨어지든, 상황이 끝나서 속도가 떨어지든 어쨌든 그 순간에 벌어지는 감속이 금(金) 에너지 패턴입니다.

금(金) 에너지 패턴은 어떤 감정 에너지를 지닐까요?
공격자 : 사냥에 실패하고 힘을 빼는 상황이면 지배 감정은 **우울함**입니다.
도망자 : 사냥에 잡혀서 속도가 떨어진 상황이면 지배 감정은 **슬픔**입니다. 물론 공포도 있습니다만 공포는 수의 패턴 에너지입니다.

공격자 : 사냥에 성공하고 힘을 빼는 상황이면 **만족**, **편안함**입니다.
도망자 : 사냥 탈출에 성공하고 힘을 빼는 상황이면 **만족**, **편안함**입니다.

인체에서는 이 감정 에너지는 주로 '부교감 신경'의 패턴으로 나타납니다. 부교감은 교감 신경과 반대되는 자율신경으로 **'이완 신경'**으로 이해하면 쉽습니다.

인체의 오장 육부 중 어느 장기가 금(金) 에너지 패턴을 지닐까요?

오장 중에 '폐(肺)', 육부 중에는 '대장(大腸)'입니다.

폐는 공기를 인체 내부로 수렴하고, 대장은 물을 인체 내부로 수렴합니다.

더 정확히 말하면 폐는 공기 중 산소를 내부로 흡수합니다. 대장은 음식 찌꺼기에 있는 수분을 내부로 흡수합니다.

한의학에서는 지나친 우울함, 슬픔은 폐를 상한다고 합니다. 고독이나 외로움도 우울함과 같은 패턴으로 금의 감정 에너지에 속합니다.

⊘ 5. 오행 중 수(水)

운동 에너지 중 수(水)는 **'정지'**라고 했습니다. 수(水)에너지는 이야기할 게 많습니다.

운동성의 중지는 크게 두 가지 의미가 있습니다.

예를 들어 당신이 축구공을 하늘로 찹니다. 축구공이 땅에 떨어지는 순간, 공은 정지하지만 **내부로 더 수축**됩니다. 결국 그 공은 다시 튀어 오릅니다. 정지는 **새로운 시작을 잉태**하는 과정인 셈입니다.

그러나 당신이 볼펜을 하늘로 던집니다. 볼펜이 땅에 떨어지는 순간 운동성은 **끝**입니다. 이 때에는 **종결**을 의미합니다.

생물의 경우도 마찬가지입니다.

동물이 한참 달리다가 엎드려 쉽니다. 이때 운동은 멈췄지만 근육이 **내부로는 충전** 중입니다. 힘을 차리고 나면 더 빨리 움직일 겁니다.

동물이 사냥을 당해 움직임을 멈춥니다. 죽었습니다. 죽음이니 완전 종결입니다.

이처럼 **수(水)**에너지 패턴은 종결, 죽음, 또는 내부 변화, 새로운 시작의 충전 과정으로 나뉩니다.

"어? 선생님. 아까 금 에너지 패턴도 수축이라고 하던데요? 수 에너지도 수축이면 겹치는 것 아닌가요?"

조금 다릅니다. **금(金)**에너지는 **<외부 움직임이 점차 줄어드는 수축>**을 말하며 **수(水)** 에너지는 **<움직임이 정지된 상태에서, 내부 변화로 더 수축>** 하는 것의 차이입니다.

예를 들겠습니다. 놀이터에 아이들이 타는 스프링 목마가 있습니다. 아이들이 올라타서 흔들면 목마 아래의 스프링이 삐걱거리며 흔들거리는 구조입니다. 아이가 내리면 점점 스프링의 흔들림이 줄어듭니다. 이것이 **금(金)** 에너지. 그리고 움직임이 멈춘 뒤에도 스프링에는 변화가 있습니다. 시간이 지나면서 스프링은 부식되고 마모됩니다. 내부 수축뿐만 아니라 이런 내부의 소모나 부패도 결국 **수(水)** 에너지의 영역입니다. 정지된 상태에서도 내부에서는 끊임없이 변화가 일어납니다.

물질 자체가 움직임을 멈추고 내부에서만 변화하는 것은 결국 외부와의 소통이 멈춘 **단절**을 의미하기도 합니다. 이것은 움직임의 영역을 내부와 외부로 나누는 **분리**이기도 합니다. 그래서 정중동(靜中動)이라고 **외부와는 분리된 내부의 움직임**이 수의 에너지의 상징입니다. 이것은 내부가 분리되면서 **<새로 변화된 내부를 만드는 과정>**이기도 합니다. 그래서 **재탄생, 생물의 임신** 등도 여기 영역에 속합니다. 심지어 임신을 위한 생식 과정, 즉 성생활도 수 에너지에 포함됩니다.

그래서 임신이 잘 안 되는 경우, 타고난 수 에너지가 약하다고 보는 것도 이러한 이유입니다.

1989년에 나온 영화 중에 명작으로 불리는 '레인 맨'이라는 영화가 있습니다.

톰 크루즈가 동생 '찰리로 나오고 형 '레이몬드를 찾아서 같이 소통 여행을 떠나는 내용입니다. 형은 더스틴 호프만이 연기를 맡는데 극 중 역할은 '자폐증' 환자이며 집중의 천재이기도 합니다. 극 중에서 찰리의 사업이 망하기 직전이 됩니다. 형 레이먼드는 천재적인 숫자와 기억력을 지니고 있어서 찰리는 형에게 카드를 가르쳐 라스베가스의 카지노로 데리고 갑니다. 형 덕분에 카지노에서 사업의 빚 8만 달러를 벌고, 형제는 행복하게 돌아옵니다.

영화처럼 해피 엔딩이면 좋겠지만 자폐증이라는 병은 여러 원인으로 외부의 집중력이 줄어들고 내부로만 집중하는 경향이 있습니다. 외부와의 단절. 그래서 자폐증은 수 에너지의 과잉 상태로 볼 수 있습니다.

그런데 이와는 조금 다른 단절이 또 있습니다. 그것은 **몰입**.

몰입은 외부와의 단절이지만 이를 통해서 새로운 깨달음이나 업무나 학습의 놀라운 효율이 발생하기도 합니다. 이와 비슷한 것이 무념무상. 깊은 명상 상태. 그리고 아주 깊은 숙면.

이 모두 역시 수 에너지 상태입니다.

당신 친구가 당신 보고 갑자기 "야! 너 뭐해?"라고 해서 화들짝 놀란 경험이 있다면 그것 역시 수 에너지 상태에 빠져있던 겁니다. 멍하게 있는 것. 그것도 새로운 시작의 충전에 필요한 과정입니다.

생물의 대표적인 감정 에너지는 **'공포'**입니다.

필자는 공포를 잘 못 느끼는 스타일입니다. 그래서 놀이공원의 무서운 놀이기구나 아무리 무서운 공포 영화라도 웃으면서 즐기는 스타일이기도 합니다. 피가 튀고 내장이 흘러내리는 좀비 영화도 팝콘을 먹으면서 봅니다. 그런 제가 유일하게 공포 영화의 최고라고 손꼽은 작품이 있습니다. 1999년에 나온 일본 영화. '링'입니다.

TV화면에서 불쑥 기어 나와서 점점 다가오는 긴 머리의 귀신은 그야말로 압권이었습니다.

이런 무서운 영화를 보면 대부분의 겁 많은 분들은 눈부터 가립니다. 집이라면 이불을 덮어쓥니다. 어떤 사람은 베게 밑에 머리를 묻습니다.

이것은 자연스러운 동물적 반응입니다. 외부의 공포는 공포로부터 도피하고픈 마음으로 우선 외부 감각 차단부터 시작됩니다.

예를 들어, 당신이 차도를 건너다가 옆을 돌아보니, 갑자기 덤프트럭이 고속으로 돌진해 온다면 어떻게 하시겠습니까?

"무... 무서워요... 하필 예를 들어도... 덜덜..."

이런 극단적인 위기에서 어떤 사람은 몰입을 해서 고도의 집중력으로 차가 안 오는 방향으로 재빨리 움직입니다. 어떤 사람은 이런 경우 공포에 빠지는 바람에 완전히 몸이 굳어 그대로 멈춰버립니다. 둘 다 수(水) 에너지 감정이지만 그 결과는 완전히 다르게 나옵니다.

동물도 마찬가지입니다. 야간에 차도를 건너던 사슴은 갑자기 닥친 헤드라이트 불빛에 꼼짝 않고 서 있다가 차에 치여 죽기도 합니다.

공포. 보통 생체의 반응을 극단적으로 떨어뜨리며 경직을 불러일으키기 때문입니다. 이것을 전문 용어로 **<동결(freezing)>**이라 부릅니다.

동물이 온 몸에 힘을 짜내어서 생존 전투를 할 때.

"살아남아야 한다!"

이렇게 목숨 걸고 온 힘을 짜냈다가 결국 잡혔습니다.

이 때 동물은 무엇이 필요할까요? 살아날 희망이 없는 상황인데요?

이 때 일어나는 반응이 **공포로 인한 감각 차단**입니다.

마치 죽은 것처럼 축 늘어지며, 온 몸은 경직이 됩니다. 사냥한 동물이 볼 때에는 영락없이 죽은 상태로 보일 만큼 입니다. 그렇다면 잡힌 동물은 연기를 펼치는 걸까요? 아닙니다. 몸에서 일어나는 생체 반응이 진짜로 그렇게 일어나기 때문입니다.

"선생님. 생물에게 이 공포는 없는 게 낫지 않나요? 공포가 없어야 좀 더 냉정하게 판단하고, 기민하게 움직여서 생존 확률을 높일 텐데. 공포에 질려 가만히 있는 건 너무 멍청한 것 같아요."

이렇게 생각하기 쉬울 겁니다. 하지만 생물의 진화를 지켜보면, 공포는 두 가지 기능을 갖기 때문에 생물에게 반드시 필요한 감정입니다.

첫째 기능은 <기적적 생존>입니다.

생존 가능성이 아예 없을 때, 공포가 몸을 죽은 듯이 만들기 때문에 오히려 생존 가능성이 생기는 경우가 있습니다.

예를 들어 나무 사이로 갑자기 맹수가 나타나는 걸 보고 사슴이 뻣뻣하게 굳어버렸습니다. 꼼짝 않고 죽은 듯이 있기 때문에 숨소리조차 나지 않습니다. 맹수는 사슴이 있다는 것을 눈치 못 채고 그냥 지나치기도 한다고 합니다. 이런 경우에 사슴이 기민하게 움직여서 도망을 쳤다가는 오히려 잡혀 죽었을 거라고 합니다.

이번엔 아프리카의 사자가 영양을 사냥했습니다. 영양의 목덜미를 물자 영양은 죽은 듯 축 늘어집니다. 사자는 이제 새끼를 데려와서 먹으려고 잠시 이동을 합니다. 이 때 영양은 벌떡 일어나서 쏜살같이 도망을 갑니다. 영양이 연기를 한 것이 아니라 공포 반응으로 몸이 경직되었다가, 사자가 방심하는 바람에 운이 좋았던 것입니다.

사람의 경우, 미국에서 곰의 습격을 받은 남성이 쓰러져서 거의 뻣뻣하게 굳어버리자, 곰은 남자가 죽은 줄 알고 공격을 멈추고 가버린 사례가 있습니다. 만약 이 남성이 끝까지 반항을 하거나 도망치려는 시도를 했다면 결코 살아남지 못했을 거라 합니다. 달려서 도망친다고요? 곰이 얼마나 빠른지 몰라서 하는 생각입니다. 둔해 보이는 곰의 최고 속력이 시속 48km입니다. 100미터를 7.5초에 주파하는 속도입니다. 당신이 곰보다 빨리 달리는 순간, 당신은 올림픽 100미터 세계 신기록을 갱신하는 인류 역사의 주인공이 되는 겁니다.

그래서 곰을 만나면 죽을 척을 하라는 말이 완전 엉터리는 아닙니다. 다만 곰이 배고픈 곰이거나 공격성 많은 곰이라면 죽은 척하는 사람을 계속 공격할 위험성을 감수해야 합니다. 곰은 머리가 좋고 호기심이 많은 동물이라 죽은 척해도 깨물어보거나 건드려 본다고 합니다. 결국 공포가 주는 기적적 생존은 그야말로 운이 좋은 경우입니다.

둘째 기능은 <죽음의 고통 감소>입니다.
이 기능이 '공포'라는 감정의 진짜 목적이기도 합니다.

예를 들어 영양이 사자에게 잡혔는데 탈출할 수 없다면 이제 곧 죽습니다. 이걸 생생하게 느껴야 할까요? 다리가 잘리고 내장이 끌려 나와서 씹히는 고통을?

어차피 죽음이 닥치는 경우라면 외부 감각을 미리 차단하여 고통을 줄이는 겁니다.

기절하고 힘이 없이 축 늘어지는 동안, 생체에서는 엔도르핀이 분비된다고 합니다.

'엔도르핀'은 내부 모르핀이라는 뜻으로 진통제 모르핀의 100배에 가까운 진통 효과를 발휘한다고 합니다. 생명체가 최고 고통스러운 순간이 죽음에 이를 때라고 합니다.

죽기 직전의 사람은 숨을 들이쉬고 내뱉는 힘이 없어 아주 큰 고통을 겪는데 이때 엔도르핀의 수치는 인생을 통틀어 최고조에 달한다고 합니다.

미국 미시간 대학 연구팀은 쥐의 심정지를 유도하며 조사를 했습니다. 심장 박동이 떨어짐과 동시에 도파민을 비롯한 무려 10여 종이 넘는 화학물질이 분비되었는데 엔돌핀 수치가 극에 달했다고 합니다.

생명체의 생애를 통틀어 최고 고통이 죽음의 순간인데, 그 때 엄청난 엔도르핀이 쏟아져서 최고로 행복한 순간을 만들기도 합니다.

그야말로 극과 극. 생체의 움직임이 정지되었지만 내부의 정신 활동은 최고의 고통과 최고의 행복을 쉴 새 없이 왔다 갔다 하는 격동의 순간입니다.

외부 운동성이 정지되었지만 내부의 새로운 변화가 생긴다는 수(水) 에너지의 의미를 죽음의 과정은 너무나 명확하게 보여주고 있습니다.

아무튼 죽음의 과정에 대해 이야기하려니 숙연해집니다.

<별의 생애>

 마지막으로 좀 더 깊은 이론을 말하겠습니다. 우주의 차원에서 보면, 한낱 먼지와 같은 생명체의 죽음이 아닌 별의 일생과 죽음을 들여다볼까 합니다.

 그 전에 잠깐 지구의 한 숲의 광경을 들여다보겠습니다.

 - 바람에 흔들리는 풀잎 사이로 개미가 기어 다닙니다. 나무에는 부엉이가 먹이를 찾아 두리번거립니다. 숲에서 곰이 포효를 합니다. 놀란 토끼와 사슴들이 달아납니다. -

 각기 다른 움직임의 운동성을 보여주는 이 동물들의 에너지 근원은 식물로부터 비롯됩니다. 지구에서 식물이 사라진다면 모든 동물도 멸종하고 맙니다.

 태양 → 식물 → 초식동물 → 육식동물 → 인간

 그리고 지구 생물의 먹이 사슬의 바닥을 이루는 식물의 운동성 근원은 태양의 빛입니다. 광합성. 결국 지구 생물 대부분의 움직임은 태양의 불이 만드는 운동성입니다. 그렇다면 태양은 무엇으로 불타오르는지 아십니까?

 "음. 태양이 뭐로 불타더라? 정열?"

 물론 이렇게 대답하실 분은 없겠지만 아마 선뜻 정답이 안 떠올 분은 많으실 겁니다.

 "불타는 것이... 나무는 아니고... 뭔가 가스 종류 같았는데?"

 정답은 수소.

 "맞아! 수소! 수소 차처럼 수소를 태우는 거야."

 그러나 수소 차처럼 수소를 직접 불태우는 게 아닙니다.

 "맞아! 수소! 핵폭탄! 수소를 핵폭발 시켜서 그 에너지가 나오는 겁니다."

 아마 똑똑한 분은 이렇게 생각하실 겁니다. 하지만 틀렸습니다.

수소 핵폭발이 아니라 수소 핵융합입니다.

어쩌면 당신은 인공 태양 실험 기사를 보신 기억이 있을 겁니다.

원자력 발전소는 핵폭발을 아주 천천히 약하게 시켜서 전기를 얻는 방법입니다. 반면에 핵융합은 하늘의 태양처럼 방사능 걱정 없이 전기를 얻을 수 있기에 청정에너지라고 불립니다. (정확히 말하면 원자력 발전소는 우라늄의 붕괴로 방사능이 고레벨 위험 수준으로 나오는 것이고 핵융합은 방사능이 저레벨 수준으로 나와서 위험하지 않습니다. 또한 핵융합은 요즘 이슈가 되고 있는 온실 가스 배출이 전혀 없어서 청정한 에너지입니다.)

그런데 막상 핵융합이 뭔지 설명하라고 하면 당신도 막막할 수 있습니다.

핵융합은 말 그대로 핵이 융합, 즉 하나로 뭉치는 겁니다.

수소 핵융합은 수소 4개를 하나로 뭉쳐서 그 다음 무거운 원자인 헬륨을 만드는 겁니다. 그 과정에 막대한 열에너지가 생기는데 이것으로 전기를 만드는 기술입니다.

"맙소사! 이젠 핵융합까지? 이 책이 건강법이라더니? 선생님? 오행의 수 에너지 이야기를 하다가 갑자기 핵분열, 핵융합 이야기를 하시나요? 혹시 선생님 뇌가 분열 중이세요? 아니면 뇌가 다른 동물 뇌랑 융합 중이신가?"

하하. 사실 이 핵융합이 수 에너지의 의미와 밀접하기 때문입니다.

우리가 보는 하늘의 별들은 대부분 다 수소가 핵융합을 하는 결과물들입니다. 이 때 불타오르면서 빛나는 것이 저 멀리에서 당신의 눈까지 도달하는 겁니다.

별의 수소가 융합하면서 **불타고** 나면 어떻게 될까요?

점점 별은 **수축**이 됩니다. 수소의 양이 작아지면 별의 온도도 점점 낮아집니다.

이게 우리가 앞에서 이야기한 화-토-금의 단계입니다.

그리고 수소가 다 불타버리면? 무거운 헬륨만이 남습니다.

이 헬륨은 불타오르지 않습니다. **운동성이 정지합니다. 그러나 이것들은 점점 뭉쳐서 압축되는 단계를 형성합니다.** 이것이 수의 단계입니다. 운동성 정지와 내부의 변화.

그리고 그 압력이 너무 세어지면 이번에는 헬륨이 핵융합을 하기 시작합니다.

이렇게 헬륨들이 불타면서 새로운 오행의 **목-화-토-금-수**의 순환 단계를 형성합니다.

그리고 헬륨들이 다 소모되면 또 압축되면서 더 무거운 원소들이 핵융합을 합니다.

계속 더 무거운 원소들이 생기고 또 핵융합을 하고…. 결국 마지막에는 철이 남습니다.

철, 즉 **<쇠가 핵융합을 할 수 있는 마지막 단계>**라고 합니다. 핵융합으로 쇠보다 더 무거운 원소를 만들어낼 수는 없기 때문이라고 합니다. 그리고는 별의 핵융합은 이제 **정지**됩니다.

쇠(金)가 핵융합 운동성의 **감소** 마지막 단계이며, 그 다음은 **정지**.

우주를 통틀어서 별이 불타는 과정 중에 운동성 감소의 마지막 물질이 쇠라고 하니, 오행 중에 감속의 상징이 금(金)에너지라는 것과 절묘하게 맞아떨어지지 않습니까? 우주에 존재하는 원소 종류가 118개이고 철은 26번째입니다. 1번 수소로부터 시작된 핵융합이 2번 헬륨 이후로 계속되다가 딱 26번 철에서 끝나는 마는 것은 우연치고는 참 재미있는 사실입니다. 그 뒤로 원소는 92개나 더 있는데 말입니다.

  그리고 쇠는 정지된 이후 내부로 수축이 계속 되다가 어느 순간 수 에너지가 목 에너지로 다시 바뀝니다. 대폭발!
  대폭발이 일어나면서 별은 산산조각이 납니다. 이 때 별을 초신성이라고 부릅니다.
  이것이 큰 별의 일생입니다.
  작은 별은 수소 핵융합이 끝나면 더 이상 핵융합은 정지하고 벌써부터 별의 일생 마무리 수순으로 들어갑니다. 헬륨 핵융합으로 넘어가지 못 하는 겁니다.
  즉 대부분의 별들은 일생동안 수소만 한번 핵융합하면 끝납니다. 수소 핵융합 과정은 별의 생애 중 99%를 차지할 정도로 매우 느리게 진행됩니다. 태양이 50억 년 동안 변함없이 빛나는 것도 이 이유에서입니다.

  그런데 수소는 한자로 수소(水素)입니다. 즉 물의 근원이라는 뜻입니다. 영어로도 hydrogen으로 물의 근원이라는 뜻입니다.
  우주의 대부분의 폭발 에너지는 <물의 내부 근원>이 변화되어 나오니, 결국 수-목-화-토-금-수의 에너지 순환 이론은 흥미롭습니다.

인체의 오장 육부 중 어느 장기가 **수(水)** 에너지 패턴을 지닐까요?
오장 중에 '신장(腎臟)', 육부 중에는 '방광(膀胱)'입니다.
한 마디로 비뇨 생식기입니다. 남자의 전립선과 여자의 자궁도 같은 **수**

(水)에너지 패턴으로 봅니다.

그렇다면 왜 콩팥을 수 에너지로 볼까요?

당신도 알다시피 콩팥은 주로 노폐물을 걸러서 소변으로 배출하는 기능을 합니다.

아까 수 에너지 상징 중에 '분리'를 말했습니다. 물을 분리하는 기능입니다. 게다가 콩팥은 물을 분리할 뿐만 아니라 인체 전체의 물을 통제합니다. 의학적으로 말하면 삼투압과 혈압 조절 기능입니다.

방광은 소변을 저장하는 기능입니다.

또한 생식 기능은 수 에너지의 중요한 패턴이라고 했습니다.

그리고 한의학에서는 공포는 콩팥을 상한다고 했습니다. 공포가 심할 때에 소변을 지리는 반응은 수 에너지 패턴과 연관이 있습니다.

5 합리적, 비합리적

"선생님. 오행이라는 것이 이렇게 신기한 건지 처음 알았어요."

자연의 법칙은 인류 탄생 이전부터 늘 곁에 있어왔습니다. 그래서 옛날부터 자연법칙을 보는 눈이 완전히 엉터리였던 것만은 아닙니다. 우리가 아는 원자도 이미 그리스 시대부터 있었던 이론에서 출발했습니다. 다만 그것이 시대를 지나면서 좀 더 명확하고 합리적이게 설명되는 것이 달라졌을 뿐입니다.

과학과 종교의 차이점은 합리적과 비합리적의 경계에 있습니다.

과학은 최대한 비합리적인 것을 덜어내는 과정입니다. 대신 종교는 비합리적인 것이라도 믿는 겁니다.

예를 들어 죽은 사람이 3일이 지나서 다시 살아난다고 하면 과학에서는 거짓이라고 합니다. 합리적인 이유를 대지 않고 믿는 것은 과학이 아닙니다.

동양의 음양오행 사상도 그러합니다. 동양의 음양오행 사상이 과학이 되려면 최대한 비합리적인 것을 덜어내야 합니다.

지금까지 2차원 감각 정신 에너지와 감정 정신 에너지가 어떤 것인지 대충 봤습니다. 말 그대로 대충 본 겁니다. 어쩌면 제가 말한 것은 수박 겉핥기 수준입니다.

그 중에 오행이라는 것만 자세히 이야기하더라도 심오한 과학이자 철학이므로 책 한 권으로는 부족합니다. 그런데 감각 정신 에너지도 마찬가지입니다.

이 두 가지를 해석한 고전적인 관점으로는 동양철학이나 한의학의 오운육기(五運六氣)라는 것이 있습니다.

'오운'이라는 것은 오행이고, 육기라는 것은 앞의 여섯 가지 상태를 말합니다.

> 오운육기의 오운은 목, 화, 토, 금, 수를, 육기는 풍(風), 한(寒), 서(暑), 습(濕), 조(燥), 화(火)를 말합니다.
> 이것은 천지의 기운변화를 관측해서 인간에게 미치는 영향을 파악하고 질병의 예방, 진찰, 치료, 처방에까지의 응용했다고 합니다.

그러나 고전적인 오운육기는 제 설명과 조금 다를 수 있습니다. 이 책은 자연을 들여다봤을 때, 제가 느낀 법칙을 풀어낸 것으로 어떤 점은 비슷하지만 어떤 점은 다를 겁니다. 그러니 고전적인 동양철학의 개념과 제 설명이 다른 부분이 있더라도 이해하길 바랍니다.

예를 들어 오운, 즉 오행이라는 것을 저는 철저히 정신과 물질의 **'운동성'** 에 대한 관점으로 말씀드렸지만 동양철학의 오행은 실제 나무와 물 자체 같은 개념도 사용하고 있어서 현대에 와서는 미신 같은 느낌을 주기도 합니다.

특히 현대인이 동양철학을 미신으로 여기는 것은 이를 잘못 사용하는 사람들 때문입니다. 그 대표적인 것이 사주팔자입니다.

엉터리 도사 : 당신은 사주에 나무가 없어. 그러니 평생 고생하고 되는 일이 없어. 어? 내년에는 죽겠네.

고객 : 아이고! 선생님. 어떻게 할까요?

엉터리 도사 : 집에 나무를 심어. 그리고 머리맡에도 화분을 두고 자. 그리고...

고객 : 그리고 뭡니까? 선생님. 살려주세요. 살려주세요.

엉터리 도사 : 살려는 드릴게. 이거 용한 나무 부적인데. 이거 얼마 안하니까... 한 장에 백 만원.

하하. 나무 기운을 새긴 부적 하나 받았다고 죽을 사람이 살 수는 없습니다. 물론 그걸 믿는 마음이 긍정의 효과를 거둘지는 모르지만.

앞에서 설명 드렸듯이, 원래 사주팔자의 오행은 실제 나무, 물, 흙, 금속, 불 이런 물질을 말하는 것이 아닙니다. 그리고 제 개인적으로는 동양철학은 심오하게 생각하지만 사주팔자는 깊이 선호하지는 않습니다.

왜냐하면 태어나는 그 순간의 사주가 **그 사람의 모든 운명을 결정한다고 생각하지는 않기 때문**입니다.

예를 들어 중국의 시진핑이 태어난 그 시간에 태어난 중국의 다른 사람도 수 십 명일 겁니다. 그들의 사주는 수 십 명 모두 동일합니다. 사주 이론에 의하면 2시간 내에 태어난 모든 사람은 동일한 사주를 지니기 때문입니다.

그러나 시진핑은 딱 한 명입니다. 그는 중국 최고의 권력자로 살지만 같은 사주의 나머지 수 십 명은 전혀 다른 삶을 살고 있습니다.

물론 당신이 태어나는 순간, 주위 자연환경 에너지는 당신에게 분명히 큰 영향을 끼칩니다. 앞에 제가 얘기한 2차원 기, 감각 에너지와 감정 에너지가 막대하게 영향을 끼치는 것은 분명히 사실입니다. 그래서 인체 에너지에 어떤 형태의 패턴을 일으키는 것도 사실이긴 합니다. 그러니 사주팔자 이론이 완전히 엉터리라는 것은 아닙니다. 다만 과학과 점술은 분리해야 하며, 그걸 해석하는 사주팔자로 미래를 예측하는 것은 그 분야의 전문가의 몫으로 남깁니다. 제 책 전반에도 운과 같은 <보이지 않는 힘>이 있다고 말하고 있으니까요.

오행이 동양철학에서 비롯되다보니, 잠깐 이야기가 엉뚱한 곳으로 갔습니다.

육기 역시 여섯 가지 기운을 상징하고 있지만 한의학에서 말하는 것과 사주철학에서 말하는 것은 구체적인 정체가 많이 다릅니다.

혹시 당신의 띠는 무엇입니까?

돼지띠? 원숭이띠?

흔히 우리가 알고 있는 한국인의 띠, 12가지는 원래 동양철학의 12지지에서 왔습니다. 육기는 이 12지지를 두 개씩 묶어서 총 6쌍으로 만듭니다. 그 6개가 1년 24절기에 순서대로 주관한다고 하며, 1년의 우주 에너지 흐름을 각종 방식으로 계산하는 것입니다.

이러한 사주철학은 제가 말하는 육기 개념과는 조금 차이가 납니다. 실제로 사주철학의 방식으로 계산해내는 우주와 인생의 흐름 해석이 맞는지 틀리는지는, 저는 깊이 알지 못합니다.

"나는 올해 돈 복이 좋다고 해. 돼지띠가 다 그렇다네?"

설마 그럴까요? 같은 띠가 다 돈 복이 좋다고 하면 당신의 중, 고등학교 학창 시절의 수많은 동기들이 모두 한 해에는 같은 운이 된다는 말입니다.

어쨌든 이런 식으로 사주팔자를 해석하는 것과 육기의 이론의 뿌리는 원래는 같은 것이었습니다. 그러나 학문이 갈라지면서 점차 다른 내용으로 채워졌으니 똑같은 이론으로 생각하면 오산입니다.

또한 제가 말한 감각 에너지와 외부 환경의 여섯 가지 위치 에너지로 해석하는 것은 저의 독창적인 견해가 더해졌기 때문에, 전통적인 육기 이론과는 차이가 있습니다.

전통적인 육기 이론을 왜 이 책에서 언급하지 않는가 하면, 그걸 말하는 순간 아마 당신은 이 책을 덮어버리고 다시는 안 볼 가능성이 있기 때문입니다. 그만큼 재미없고 어렵습니다. 잠깐만 아래에 전통 육기의 맛만 보여드리겠습니다.

<육기는 풍목(風木) · 군화(君火) · 상화(相火) · 습토(濕土) · 조금(燥金) · 한수(寒水)의 차례로 1년의 24절기를 주관하는 데 이것을 주기(主氣)라고 하고...>

너무 어렵죠? 당연히 당신은 이런 고전 이론을 알 필요가 없습니다. 다만 **옛날 오운 육기 이론은 제가 설명하는 이론과는 다른 점이 있다**는 것만 기억하면 됩니다. 그러니 재미없는 옛날 이론은 집어치우고 진짜 재미있는 이야기를 이제부터 본격적으로 펼쳐보겠습니다. 지금까지 배운 것으로 건강법에 어떤 응용을 하는지, 그 신묘한 방법을 알지 못하고 그만두면 당신이 1권을 읽은 의미가 없는 거니까요.